NINJA CREAMI

KOCHBUCH EINES ERNÄHRUNGSBERATERS

GESUNDE EISCREME-REZEPTE OHNE REUE

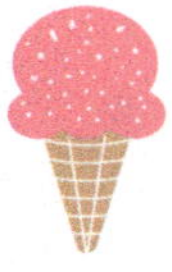

CLARA WINSLOW, CN

HAFTUNGSAUSSCHLUSS

Diese Informationen sind NUR für den persönlichen Gebrauch bestimmt. Sie dürfen dieses Produkt oder diese Informationen in keiner Form verbreiten, kopieren, reproduzieren oder anderweitig verkaufen, einschließlich, aber nicht beschränkt auf: elektronisch oder mechanisch, einschließlich Fotokopieren, Aufzeichnen oder durch ein Informationsspeicher- oder -abrufsystem ohne ausdrückliche schriftliche, datierte und unterschriebene Genehmigung des Autors.

Die in diesem Leitfaden enthaltenen Informationen, einschließlich, aber nicht beschränkt auf Texte, Grafiken, Bilder und anderes Material, dienen ausschließlich zu Informationszwecken. Kein Material aus diesem Leitfaden ist als Ersatz für professionelle medizinische Beratung, Diagnose oder Behandlung gedacht.

Lassen Sie sich bei Fragen zu einer Erkrankung oder Behandlung und vor der Einnahme eines neuen Gesundheitsmittels immer von Ihrem Arzt oder einem anderen qualifizierten medizinischen Fachpersonal beraten und missachten Sie niemals professionellen medizinischen Rat oder zögern Sie nicht, diesen einzuholen, weil Sie etwas in diesem Leitfaden gelesen haben.

Inhaltsverzeichnis

EINFÜHRUNG

Hallo!

HERZLICH WILLKOMMEN!

Willkommen bei „The Nutritionist Ninja Creami Cookbook: Guilt-Free Guide to Deliciously Healthy Recipes“! Mit großer Freude lade ich Sie in eine Welt ein, in der Genuss und Ernährung aufeinandertreffen, in der die Freude an der Zubereitung köstlicher gefrorener Leckereien wunderbar mit dem Streben nach Gesundheit harmoniert. Dieses Kochbuch ist nicht nur eine Sammlung von Rezepten, sondern eine Einladung, den Genuss hausgemachter Desserts neu zu entdecken, die Ihren Wellness-Zielen gerecht werden, ohne dabei auf Geschmack oder Spaß zu verzichten.

Stellen Sie sich den Nervenkitzel vor, Ihre eigenen Eiscremes, Sorbets und gefrorenen Köstlichkeiten direkt in Ihrer Küche mit dem fabelhaften Ninja Creami herzustellen. Das Gerät, das Ihre alltäglichen Zutaten in cremige Meisterwerke verwandelt und es einfacher denn je macht, etwas wirklich Besonderes für sich und Ihre Lieben zu zaubern. Ob an einem heißen Sommertag oder an einem gemütlichen Winterabend, es gibt immer einen Grund, eine Kugel von etwas Köstlichem zu genießen.

Als zertifizierte Ernährungsberaterin verstehe ich die Komplexität der Ernährungsbedürfnisse und weiß, wie überwältigend es sein kann, sich in der Welt der gesunden Ernährung zurechtzufinden. Deshalb habe ich diese Rezepte mit Sorgfalt zusammengestellt und sichergestellt, dass jedes einzelne nicht nur köstlich, sondern auch voller gesunder Zutaten ist. Begeben wir uns gemeinsam auf diese köstliche Reise, die von Lachen, Kreativität und der süßen Befriedigung erfüllt ist, zu wissen, dass wir unsere Lieblingsspeisen genießen und gleichzeitig unseren Körper pflegen können. Schnappen Sie sich Ihre Ninja Creami und lassen Sie uns unvergessliche Momente kreieren!

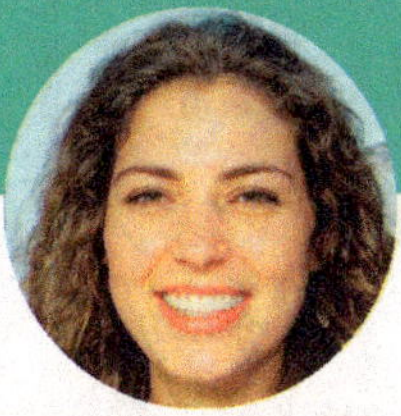

LERNEN SIE DIE AUTORIN KENNEN

Liebe Leserinnen und Leser!

Ich bin Clara Winslow, Ihre freundliche Ernährungsberaterin aus der Nachbarschaft, und ich freue mich sehr, Sie in diesem köstlichen kulinarischen Abenteuer in „The Nutritionist Ninja Creami Cookbook" zu begleiten. Als zertifizierte Ernährungsberaterin, liebevolle Ehefrau und hingebungsvolle Mutter habe ich mein Leben der Kunst der gesunden Ernährung gewidmet, ohne dabei die Freude an köstlichem Essen zu verlieren. Ich lebe in der geschäftigen Stadt New York und habe aus erster Hand gesehen, wie der Trubel die Aufrechterhaltung eines gesunden Lebensstils erschweren kann. Aber ich glaube, dass gesunde Ernährung keine lästige Pflicht sein sollte, sondern ein Fest!

Meine Liebe zum Kochen begann in meiner Kindheit, als ich in der Küche Trost und Freude fand und Leckereien zubereitete, die meiner Familie ein Lächeln ins Gesicht zauberten. Mit einem Bachelor-Abschluss in Ernährungswissenschaften habe ich jahrelang Familien dabei geholfen, ihre Ernährungsbedürfnisse zu erfüllen, und dafür gesorgt, dass sie gesunde Mahlzeiten genießen können, die unglaublich gut schmecken. Mit jedem Rezept in diesem Buch möchte ich meine ernährungswissenschaftliche Expertise mit meiner Leidenschaft für das Kochen verbinden und Ihnen köstliche Leckereien bieten, die verschiedenen Ernährungspräferenzen und -einschränkungen gerecht werden.

In diesem Kochbuch finden Sie eine Fundgrube an Rezepten, die nicht nur nahrhaft, sondern auch unglaublich sättigend sind. Jedes Rezept ist mit Liebe zubereitet und so gestaltet, dass es Freude auf Ihren Esstisch bringt. Gemeinsam erkunden wir die wunderbare Welt der Ninja Creami, in der der Kreativität keine Grenzen gesetzt sind und jede Kugel ein Schritt in Richtung einer besseren Gesundheit ist. Ich lade Sie ein, mich auf dieser geschmackvollen Reise zu begleiten, auf der wir alltägliche Zutaten in einen Genuss ohne Reue verwandeln, der Körper und Seele nährt. Machen wir gesunde Ernährung zu einem köstlichen Abenteuer!

WARUM SOLLTEN SIE SICH

für hausgemachte Leckereien entscheiden?

Ah, der Reiz von Tiefkühlkost! Eine Kugel Eis, ein erfrischendes Sorbet oder ein cremiges Gelato haben etwas unbestreitbar Magisches an sich. Diese köstlichen Süßspeisen wecken nostalgische Gefühle – denken Sie an die Sommer Ihrer Kindheit, die voller Lachen, Eiswagen und dem süßen, befriedigenden Geschmack Ihrer Lieblingsaromen waren. Aber wenn wir uns mit den komplexen Ernährungsbedürfnissen und Gesundheitszielen auseinandersetzen, stellt sich die Frage: Warum sollten wir hausgemachte Tiefkühlkost den gekauften Optionen vorziehen?

Die Antwort liegt in der Macht der Kontrolle und Kreativität. Wenn Sie Ihre eigenen gefrorenen Köstlichkeiten zu Hause herstellen, haben Sie die Freiheit, gesunde, natürliche Zutaten zu wählen, die Ihren Gesundheitszielen entsprechen. Verabschieden Sie sich von künstlichen Aromen, Konservierungsstoffen und übermäßigem Zucker, die oft in kommerziellen Produkten enthalten sind. Mit jeder Kugel können Sie das Wissen genießen, etwas Besonderes geschaffen zu haben, das auf Ihren Gaumen und Ihre Ernährungsbedürfnisse zugeschnitten ist.

In „The Nutritionist Ninja Creami Cookbook" habe ich jedes Rezept so gestaltet, dass es nicht nur lecker, sondern auch nahrhaft ist. Sie werden feststellen, dass die Herstellung Ihrer gefrorenen Leckereien ebenso einfach wie unterhaltsam ist. Stellen Sie sich vor, Sie experimentieren mit leuchtenden Früchten, reichhaltigen Schokoladen und sogar einzigartigen Gewürzen, während Sie genau wissen, was in jeder Kreation steckt. Außerdem eröffnet die Herstellung Ihrer eigenen Leckereien die Möglichkeit für unterhaltsame Momente der Familienzusammenführung in der Küche, bei denen jeder beim Mischen, Gießen und Probieren mitmachen kann!

Selbstgemachte gefrorene Leckereien lassen sich auch individuell anpassen. Suchen Sie eine milchfreie, zuckerarme Option? Oder vielleicht einen nussfreien Genuss, den die Kinder lieben werden? Die Möglichkeiten sind endlos! Sie können Geschmackskombinationen ausprobieren, die es im Handel vielleicht nicht gibt, oder saisonale Köstlichkeiten kreieren, die Feiertage und besondere Anlässe feiern, wie die festlichen, würzigen Aromen der Weihnachtszeit oder die hellen, erfrischenden Geschmäcker des Sommers.

Lassen Sie uns also gemeinsam die Freude an hausgemachten gefrorenen Leckereien genießen und Desserts zubereiten, die für unsere Geschmacksknospen genauso gut sind wie für unseren Körper. Mit dem Ninja Creami an Ihrer Seite können Sie eine Reihe von sündigen Genüssen kreieren, die Ihre Familie und Freunde begeistern werden und jeden Anlass zu einem Fest des Geschmacks und der Gesundheit machen!

ÜBERBLICK ÜBER DEN *Ninja Creami und seine Vorteile*

Der Ninja Creami ist ein vielseitiges Küchengerät, das die Herstellung von hausgemachten gefrorenen Leckereien vereinfacht. Als registrierte Ernährungsberaterin weiß ich, wie wichtig es ist, Hilfsmittel zu haben, die nicht nur das Kochen erleichtern, sondern auch gesunde Essgewohnheiten unterstützen. Mit dem Ninja Creami können Sie mit minimalem Aufwand und maximalem Geschmack eine Vielzahl von Eissorten, Sorbets und gefrorenen Desserts herstellen.

Einer der Hauptvorteile des Ninja Creami ist seine Fähigkeit, einfache, gesunde Zutaten in köstliche gefrorene Leckereien zu verwandeln, ohne dass eine umfangreiche Vorbereitung oder spezielle Ausrüstung erforderlich ist. Seine einzigartige Verarbeitungstechnologie sorgt dafür, dass Ihre Mischungen die richtige Textur erhalten, was zu einer cremigen Konsistenz führt, die mit herkömmlichen Methoden oft nur schwer zu erreichen ist. Dies ist besonders vorteilhaft für diejenigen, die hausgemachte Desserts genießen möchten, ohne sich mit manuellem Rühren oder langen Gefrierzeiten herumschlagen zu müssen.

Mit dem Ninja Creami haben Sie außerdem die vollständige Kontrolle über die Zutaten in Ihren gefrorenen Leckereien. Dies ist besonders wichtig für Personen mit Diätvorschriften oder für diejenigen, die den Zusatz von Zucker und ungesunden Fetten reduzieren möchten. Wenn Sie Eiscreme zu Hause herstellen, können Sie mit verschiedenen Geschmackskombinationen experimentieren und den Süßegrad an Ihre spezifischen Ernährungsbedürfnisse anpassen. Ganz gleich, ob Sie eine zuckerarme Variante oder eine milchfreie Alternative herstellen möchten, der Ninja Creami ermöglicht eine individuelle Anpassung, die bei gekauften Produkten oft fehlt.

Darüber hinaus können Sie durch die Möglichkeit, ganze Früchte, Nüsse und Samen in Ihre Rezepte zu integrieren, das Nährwertprofil Ihrer gefrorenen Desserts verbessern. So sorgt beispielsweise das Hinzufügen von Beeren nicht nur für eine natürliche Süße, sondern erhöht auch den Ballaststoff- und Antioxidantiengehalt Ihrer Eiscreme. Dies passt gut zu dem Ziel, Desserts herzustellen, die nicht nur Genuss, sondern auch Nährwert bieten.

Zusammenfassend lässt sich sagen, dass der Ninja Creami ein wertvolles Hilfsmittel für alle ist, die hausgemachte gefrorene Leckereien genießen und dabei auf ihre Gesundheit achten möchten. Er fördert die Kreativität in der Küche, regt zur Verwendung gesunder Zutaten an und vereinfacht die Herstellung von Eiscreme und anderen gefrorenen Desserts. Wenn Sie die Rezepte im „The Nutritionist Ninja Creami Cookbook" durchstöbern, werden Sie feststellen, dass Sie mit diesem Gerät köstliche und nahrhafte Leckereien zubereiten können, die die ganze Familie genießen kann.

WIE MAN DIESES *Kochbuch* VERWENDET

Dieser Leitfaden soll Sie dazu befähigen, mit dem vielseitigen Ninja Creami köstliche, gesunde gefrorene Leckereien zuzubereiten. Ob Sie ein erfahrener Koch oder ein Anfänger in der Küche sind, Sie werden feststellen, dass dieses Kochbuch unkompliziert und benutzerfreundlich ist und eine Vielzahl von Rezepten enthält, die Ihrem Geschmack und Ihren Ernährungsbedürfnissen entsprechen.

Durch die Rezepte navigieren

Das Kochbuch ist in Abschnitte unterteilt, die auf verschiedenen Arten von Tiefkühlkost basieren, darunter Eiscreme, Sorbets und Dessertspezialitäten. Jedes Rezept enthält eine kurze Einführung, eine Liste der Zutaten, eine detaillierte Schritt-für-Schritt-Anleitung und eine Nährwerttabelle. Diese Tabelle liefert wertvolle Informationen zu Kalorien, Proteinen, Kohlenhydraten, Zucker und Fetten und ermöglicht es Ihnen, fundierte Entscheidungen zu treffen, die mit Ihren Gesundheitszielen übereinstimmen.

Austausch von Zutaten

Viele Rezepte enthalten Vorschläge für den Austausch von Zutaten, sodass Sie leicht auf diätetische Einschränkungen oder persönliche Vorlieben eingehen können. Wenn Sie beispielsweise eine milchfreie Option bevorzugen, können Sie Kokoscreme anstelle von Sahne oder Mandelmilch anstelle von Vollmilch verwenden. Ebenso können Sie Süßstoffe je nach Ihren Ernährungsbedürfnissen austauschen – Erythrit, Stevia oder Honig sind allesamt brauchbare Alternativen.

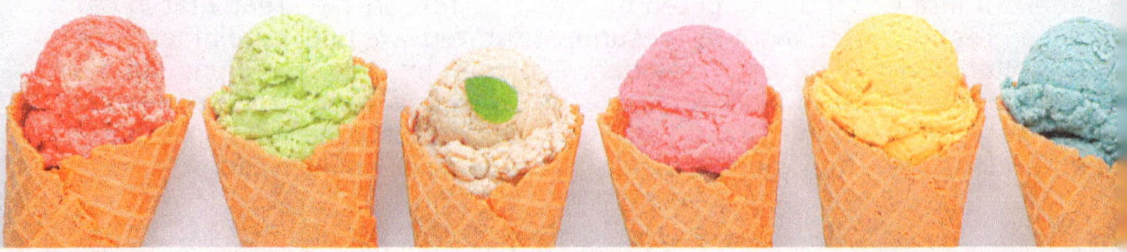

WIE MAN DIESES *Kochbuch* VERWENDET

TIPPS FÜR DEN ERFOLG

Um die besten Ergebnisse mit Ihrem Ninja Creami zu erzielen:

Befolgen Sie die Gefrieranweisungen
Stellen Sie sicher, dass Ihre Basis vor der Verarbeitung mindestens 24 Stunden lang richtig gekühlt und gefroren ist. So erhalten Sie die gewünschte Textur in Ihrem Endprodukt.

Messen Sie die Zutaten sorgfältig ab
Die Genauigkeit beim Abmessen kann den Geschmack und die Textur Ihrer Eiscreme erheblich beeinflussen. Verwenden Sie Küchenwaagen oder Messbecher, um Genauigkeit zu gewährleisten.

Experimentieren Sie mit Aromen
Zögern Sie nicht, Aromen oder Mix-ins nach Ihren Wünschen anzupassen. Die Rezepte können als Grundlage dienen, sodass Sie mit saisonalen Früchten, Gewürzen und anderen Zutaten kreativ werden können.

Verwendung des Ninja Creami
Sobald Ihre Basis gefroren ist, nehmen Sie sie einfach aus dem Gefrierschrank, geben Sie sie in den Ninja Creami und wählen Sie die entsprechende Funktion aus – sei es „Eiscreme“, „Sorbets“ oder „Gelato“. Die Maschine erledigt die harte Arbeit für Sie und verwandelt Ihre gefrorene Basis in nur wenigen Minuten in ein cremiges Dessert.

Aufbewahrung Ihrer Leckereien
Nach der Verarbeitung können Sie Ihre Kreationen sofort genießen, um eine Softeis-Textur zu erhalten, oder sie für eine festere Konsistenz wieder ins Gefrierfach stellen. Achten Sie darauf, Reste in luftdichten Behältern aufzubewahren, um die Frische zu erhalten.

Wenn Sie diese Richtlinien befolgen, sind Sie auf dem besten Weg, die Kunst der hausgemachten gefrorenen Leckereien mit dem Ninja Creami zu meistern. Lassen Sie uns in die Rezepte eintauchen und mit der Zubereitung köstlich gesunder Desserts beginnen, die jeder lieben wird!

NÄHRWERTANGABEN VERSTEHEN

Im Ninja Creami-Kochbuch von The Nutritionist legen wir nicht nur Wert auf die Freude an der Zubereitung köstlicher gefrorener Leckereien, sondern auch auf das Verständnis des Nährwerts dessen, was Sie zu sich nehmen. Jedes Rezept enthält eine detaillierte Nährwertaufschlüsselung, die Ihnen wichtige Informationen über Kalorien, Makronährstoffe und wichtige Vitamine und Mineralien liefert. Diese Transparenz ermöglicht es Ihnen, fundierte Entscheidungen zu treffen, die mit Ihren Gesundheitszielen und Ernährungspräferenzen übereinstimmen.

Worauf Sie bei Nährwertaufschlüsselungen achten sollten

- **Kalorien:** Diese Zahl gibt den Gesamtenergiegehalt einer Portion an. Die Kenntnis der Kalorienaufnahme ist für die Steuerung Ihres Gesamtenergiebilanz von entscheidender Bedeutung, unabhängig davon, ob Sie Ihr Gewicht halten, abnehmen oder zunehmen möchten.
- **Protein:** Protein ist für die Muskelreparatur und das Muskelwachstum unerlässlich und daher besonders wichtig für aktive Personen und diejenigen, die ein gesundes Gewicht halten möchten. Die Rezepte in diesem Kochbuch enthalten oft proteinreiche Zutaten wie griechischen Joghurt oder Proteinpulver, um Ihnen zu helfen, Ihren täglichen Proteinbedarf zu decken.
- **Kohlenhydrate:** Dieser Makronährstoff liefert Energie, aber nicht alle Kohlenhydrate sind gleich. In der Aufschlüsselung werden die Gesamtmenge an Kohlenhydraten und Zucker angegeben, sodass Sie beurteilen können, wie viel Ihrer Kohlenhydrataufnahme aus natürlichen Quellen stammt und wie viel aus zugesetzten Zuckern.
- **Fette:** Fette sind für die allgemeine Gesundheit von entscheidender Bedeutung, einschließlich der Hormonproduktion und der Nährstoffaufnahme. Die Aufschlüsselung umfasst die Gesamtmenge an Fetten, wobei zusätzlich zwischen gesättigten und ungesättigten Fetten unterschieden wird. Wenn Sie diese Unterschiede verstehen, können Sie gesündere Fettalternativen wählen.
- **Ballaststoffe:** Ballaststoffe sind für eine gesunde Verdauung unerlässlich und können dazu beitragen, dass Sie sich länger satt fühlen. Rezepte, die ganze Früchte, Nüsse oder Samen enthalten, sind oft eine gute Ballaststoffquelle und tragen zu einer ausgewogenen Ernährung bei.
- **Vitamine und Mineralstoffe:** Wir heben wichtige Nährstoffe wie Vitamin C, Kalzium und Eisen hervor, die für verschiedene Körperfunktionen, einschließlich der Unterstützung des Immunsystems und der Knochengesundheit, wichtig sind.

ERNÄHRUNGSAUF-SCHLÜSSELUNGEN VERSTEHEN

ERNÄHRUNGSINFORMATIONEN ALS ORIENTIERUNGSHILFE FÜR IHRE ENTSCHEIDUNGEN

Wenn Sie die Nährstoffzusammensetzung verstehen, können Sie Ihre Ernährungsgewohnheiten an Ihre individuellen Bedürfnisse anpassen. Ganz gleich, ob Sie Ihre Nahrungsaufnahme zur Gewichtskontrolle überwachen, bestimmte Gesundheitsprobleme behandeln oder einfach nur eine ausgewogene Ernährung anstreben, diese Informationen dienen als praktischer Leitfaden.

Wenn Sie beispielsweise nach einer Leckerei nach dem Training suchen, könnten Sie Rezepte mit hohem Proteingehalt bevorzugen. Wenn Sie hingegen ein erfrischendes Dessert mit weniger Zucker suchen, können Sie Rezepte wählen, die natürliche Süßstoffe und ganze Früchte verwenden.

Darüber hinaus können Ihnen die Nährwertangaben dabei helfen, die besten Portionsgrößen für Ihren Lebensstil zu ermitteln. Wenn Sie auf die Zutaten und ihre Nährwertprofile achten, können Sie sich selbstgemachte gefrorene Leckereien gönnen und gleichzeitig Ihre Gesundheitsziele im Auge behalten.

Zusammenfassend lässt sich sagen, dass es bei den Nährwertangaben in diesem Kochbuch nicht nur um Zahlen geht; es geht darum, Sie zu befähigen, Entscheidungen zu treffen, die Ihre Gesundheit und Ihr Wohlbefinden fördern. Nehmen Sie sich also einen Moment Zeit, um die Ausgewogenheit von Aromen und Nährstoffen zu schätzen, die jede Kreation bietet, und genießen Sie den Prozess, sich und Ihre Lieben mit jeder köstlichen Kugel zu verwöhnen!

Kapitel 1

ERSTE SCHRITTE MIT DEM NINJA CREAMI

AUSPACKEN UND EINRICHTEN

Herzlichen Glückwunsch zu Ihrem neuen Ninja Creami! Dieses innovative Gerät ist Ihr Tor zur Herstellung köstlicher hausgemachter gefrorener Leckereien, und wir freuen uns, dass Sie loslegen. Hier erfahren Sie, wie Sie Ihren Ninja Creami zum ersten Mal auspacken und richtig einrichten.

1. Auspacken Ihres Ninja Creami

- Nehmen Sie den Ninja Creami vorsichtig aus der Verpackung und achten Sie darauf, dass Sie keine Komponenten beschädigen. Nehmen Sie sich Zeit, um das Verpackungsmaterial zu entfernen, und achten Sie darauf, dass Sie alle mitgelieferten Zubehörteile wie die Pint-Behälter und Deckel überprüfen.
- Untersuchen Sie das Gerät auf sichtbare Schäden. Wenn Sie Probleme feststellen, lesen Sie die Garantieinformationen des Herstellers oder wenden Sie sich an den Kundendienst.

2. Einrichten Ihres Ninja Creami

- Stellen Sie den Ninja Creami auf eine saubere, flache Oberfläche in Ihrer Küche und achten Sie darauf, dass er sich in der Nähe einer Steckdose befindet, damit Sie leicht darauf zugreifen können. Achten Sie darauf, dass um das Gerät herum genügend Platz für die Luftzirkulation und für zusätzliche Zutaten vorhanden ist, die Sie während des Vorgangs benötigen könnten.
- Waschen Sie vor der Verwendung der Maschine alle abnehmbaren Teile, einschließlich der Pint-Behälter und Deckel, in warmem Seifenwasser. Spülen Sie sie gründlich ab und lassen Sie sie vollständig trocknen. Durch diesen Schritt wird sichergestellt, dass Ihre erste Eisportion frei von Produktionsrückständen ist.

AUSPACKEN UND EINRICHTEN

3. Anschließen und Einschalten

- Sobald alles sauber und trocken ist, schließen Sie den Ninja Creami an die Steckdose an. Machen Sie sich mit dem Bedienfeld vertraut, das verschiedene Tasten für unterschiedliche Funktionen enthält, darunter Eiscreme, Sorbet, Gelato und Mix-In.
- Bevor Sie mit der Zubereitung Ihrer ersten gefrorenen Leckerei beginnen, sollten Sie sich die Bedienungsanleitung durchlesen. Hier finden Sie wichtige Informationen über das Gerät, einschließlich Sicherheitsrichtlinien, Wartungstipps und spezifische Anweisungen für die verschiedenen Funktionen.

4. Vorbereitung für Ihr erstes Rezept

- Stellen Sie Ihre Zutaten und alle zusätzlichen Hilfsmittel zusammen, die Sie benötigen könnten, wie Messbecher, Löffel und einen Mixer, wenn Ihr Rezept das Pürieren von Früchten oder das Mischen von Basen vorsieht.
- Nehmen Sie sich einen Moment Zeit, um das ausgewählte Rezept durchzugehen. Stellen Sie sicher, dass Sie alle Zutaten griffbereit haben und dass Ihr Ninja Creami Pint-Behälter vor der Verwendung mindestens 24 Stunden lang richtig gefroren ist.

Wenn Sie diese Schritte befolgen, sind Sie auf dem besten Weg, die köstliche Welt der hausgemachten gefrorenen Leckereien mit Ihrem Ninja Creami zu genießen. Jetzt, da Sie bereit sind, lassen Sie uns die wichtigsten Merkmale und Funktionen erkunden, die dieses Gerät so besonders machen!

2 HAUPTMERKMALE UND FUNKTIONEN

Der **Ninja Creami** ist mit innovativen Funktionen ausgestattet, die die Herstellung einer Vielzahl von gefrorenen Leckereien einfach und angenehm machen. Wenn Sie diese Schlüsselfunktionen verstehen, können Sie Ihre Erfahrung maximieren und mit jeder Charge die besten Ergebnisse erzielen. Hier sehen Sie genauer, was Ihr Ninja Creami zu bieten hat:

1. **Vielseitige Verarbeitungsfunktionen:**
   - **Eiscreme-Funktion:** Diese Einstellung eignet sich perfekt für die Herstellung cremiger Eiscremes aus Ihren Lieblingsgrundstoffen. Sie verarbeitet gefrorene Mischungen, um die glatte, löffelbare Textur zu erzielen, die wir alle lieben.
   - **Sorbett-Funktion:** Diese Funktion ist ideal für die Herstellung erfrischender Sorbets aus Früchten oder Fruchtpürees und sorgt dafür, dass Ihr Sorbet die richtige Konsistenz hat, ohne zu eisig zu sein.
   - **Gelato-Funktion:** Die Gelato-Einstellung wurde für dichtere und cremigere Ergebnisse entwickelt und eignet sich perfekt für reichhaltige Desserts, die eine samtige Textur erfordern.
   - **Mix-In-Funktion:** Nach der Verarbeitung Ihrer Basis können Sie mit dieser Funktion Mix-Ins wie Schokoladenstückchen, Nüsse oder Fruchtstücke einarbeiten, ohne sie zu stark zu verarbeiten, und so einen herrlichen Texturkontrast erzielen.

2. **Einfach zu bedienendes Bedienfeld:**
   - Das Bedienfeld verfügt über intuitive Tasten für jede Verarbeitungsfunktion sowie eine digitale Anzeige, die Sie durch den Prozess führt. Wählen Sie einfach die gewünschte Funktion aus, und der Ninja Creami kümmert sich um den Rest.
   - Das Gerät verfügt außerdem über eine Sicherheitsfunktion, die verhindert, dass es ohne den sicher platzierten Pint-Behälter in Betrieb genommen wird, und so eine sichere Verwendung gewährleistet.

2 HAUPTMERKMALE UND FUNKTIONEN

3. **Kompaktes und stilvolles Design:**
   - Das schlanke Design des Ninja Creami macht ihn zu einer stilvollen Ergänzung jeder Küchenarbeitsplatte. Dank seiner kompakten Größe nimmt er nicht zu viel Platz ein, ist aber dennoch leistungsstark genug, um verschiedene Rezepte für gefrorene Leckereien zu verarbeiten.

4. **Abnehmbare Teile für eine einfache Reinigung:**
   - Alle abnehmbaren Komponenten, einschließlich der Pint-Behälter und Deckel, sind spülmaschinenfest und lassen sich leicht reinigen. Diese Funktion erleichtert die Wartung des Geräts und fördert den Genuss häufiger Kreationen von gefrorenen Leckereien.
   - Der Sockel der Maschine kann mit einem feuchten Tuch abgewischt werden, damit sie sauber bleibt und für Ihr nächstes kulinarisches Abenteuer bereit ist.

5. **Rezeptanleitung:**
   - Der Ninja Creami wird oft mit einem Rezeptheft oder Zugang zu Online-Ressourcen geliefert, die Inspiration und Anleitung für die effektive Nutzung der Maschine bieten. Diese Ressourcen können Ihnen dabei helfen, neue Geschmacksrichtungen und Techniken zu entdecken, und erleichtern die Zubereitung einzigartiger gefrorener Desserts.

Wenn Sie sich mit diesen wichtigen Merkmalen und Funktionen vertraut machen, sind Sie besser gerüstet, um den Ninja Creami effektiv zu nutzen, und können Ihrer Kreativität freien Lauf lassen, während Sie köstliche gefrorene Leckereien für Familie und Freunde zubereiten. Nachdem Sie nun die Möglichkeiten Ihres Ninja Creami kennen, lassen Sie uns einige grundlegende Tipps erkunden, um sicherzustellen, dass Sie mit jedem Rezept die besten Ergebnisse erzielen!

3 GRUNDLEGENDE TIPPS FÜR BESTE ERGEBNISSE

Nachdem Sie nun mit den wichtigsten Funktionen Ihres **Ninja Creami** vertraut sind, ist es an der Zeit, sich mit einigen grundlegenden Tipps zu befassen, die Ihnen helfen, mit jedem selbstgemachten gefrorenen Leckerbissen die besten Ergebnisse zu erzielen. Diese praktischen Einblicke führen Sie durch den Prozess und stellen sicher, dass Ihre Eiscremes, Sorbets und Gelatos durchweg köstlich und zufriedenstellend sind.

1. **Gefrieren Sie Ihre Pint-Behälter richtig:**
   - Für optimale Ergebnisse sollten Sie sicherstellen, dass Ihre Ninja Creami Pint-Behälter vor der Verwendung mindestens 24 Stunden lang eingefroren werden. Die Behälter müssen vollständig gefroren sein, um während der Verarbeitung die ideale Textur zu erhalten. Stellen Sie sie in den kältesten Teil Ihres Gefrierschranks, um sicherzustellen, dass sie gleichmäßig gefrieren.

2. **Verwenden Sie hochwertige Zutaten:**
   - Die Qualität Ihrer Zutaten wirkt sich direkt auf den Geschmack und die Textur Ihres Endprodukts aus. Entscheiden Sie sich nach Möglichkeit für frische, ganze Zutaten. Verwenden Sie beispielsweise reife Früchte für Sorbets und hochwertige Schokolade für Eiscreme. Diese Liebe zum Detail wird Ihre gefrorenen Leckereien aufwerten.

3. **Kühlen Sie Ihre Mischung vor dem Einfrieren:**
   - Lassen Sie Ihre Eiscreme- oder Sorbetbasis auf Raumtemperatur abkühlen, bevor Sie sie in den Ninja Creami Pint-Behälter umfüllen. Wenn Sie die Mischung etwa 30 Minuten lang im Kühlschrank kühlen, gefriert sie gleichmäßiger und die endgültige Textur wird verbessert.

4. **Überfüllen Sie die Pint-Behälter nicht:**
   - Wenn Sie Ihre Mischung in den Pint-Behälter gießen, lassen Sie oben etwas Platz. So kann sich die Mischung beim Gefrieren ausdehnen und es wird verhindert, dass während der Verarbeitungsphase etwas verschüttet wird.

3 GRUNDLEGENDE TIPPS FÜR BESTE ERGEBNISSE

5. **Für eine cremigere Textur zweimal verarbeiten:**
   - Wenn Sie feststellen, dass Ihre Eiscreme nach dem ersten Verarbeitungszyklus nicht so cremig ist, wie Sie es sich wünschen, zögern Sie nicht, sie erneut durch den Ninja Creami laufen zu lassen. Ein zweiter Zyklus kann dabei helfen, die perfekte, löffelbare Konsistenz zu erreichen.

6. **Mix-Ins geschickt einarbeiten:**
   - Wenn Ihr Rezept Mix-Ins wie Schokoladenstückchen, Nüsse oder Keksteig enthält, fügen Sie diese nach der ersten Verarbeitung hinzu. Verwenden Sie die Funktion „Mix-In", um sie vorsichtig unter die Eiscreme zu heben und sicherzustellen, dass sie gleichmäßig verteilt sind, ohne zu stark verarbeitet zu werden.

7. **Experimentieren Sie mit Aromen:**
   - Haben Sie keine Angst, kreativ zu werden! Der Ninja Creami ist perfekt, um mit verschiedenen Geschmackskombinationen zu experimentieren. Versuchen Sie, Gewürze, Extrakte oder sogar Kräuter zu Ihren Basen hinzuzufügen, um einzigartige und köstliche gefrorene Leckereien zu kreieren.

8. **Richtig lagern:**
   - Um die Frische zu erhalten, lagern Sie übrig gebliebenes Eis oder Sorbet in einem luftdichten Behälter im Gefrierschrank. Für einen optimalen Geschmack und eine optimale Textur sollten Sie selbstgemachte gefrorene Leckereien am besten innerhalb von ein bis zwei Wochen verzehren. Wenn das Eis zu hart wird, lassen Sie es vor dem Auslöffeln einige Minuten bei Raumtemperatur stehen.

Wenn Sie diese Tipps bei der Eisherstellung berücksichtigen, wird jede Charge, die Sie herstellen, ein Erfolg. Genießen Sie die Reise des Experimentierens und der Geschmacksentdeckung, während Sie das Beste aus Ihrem Ninja Creami herausholen. Jetzt, da Sie mit diesen grundlegenden Tipps ausgestattet sind, lassen Sie uns einige grundlegende Fehlerbehebungsmaßnahmen in Angriff nehmen, um sicherzustellen, dass Sie kleinere Probleme auf dem Weg leicht lösen können!

4 GRUNDLEGENDE FEHLERBEHEBUNG

Selbst die besten Küchengeräte können gelegentlich Probleme bereiten, und der Ninja Creami ist da keine Ausnahme. Wenn Sie wissen, wie Sie häufige Probleme beheben können, können Sie die Eisherstellung in vollen Zügen genießen. Hier sind einige Tipps zur Behebung potenzieller Probleme, die bei der Verwendung Ihres Ninja Creami auftreten können:

1. **Eiscreme ist zu hart:**
   - ***Ursache:*** Wenn sich Ihre Eiscreme nach dem Gefrieren nicht gut portionieren lässt, kann es sein, dass sie zu lange im Gefrierschrank war oder die Mischung vor dem Einfrieren nicht richtig gekühlt wurde.
   - ***Lösung:*** Lassen Sie die Eiscreme etwa 5 bis 10 Minuten bei Raumtemperatur stehen, bevor Sie versuchen, sie zu portionieren. Wenn Ihre Eiscreme häufig zu hart ist, sollten Sie die Gefrierzeit verkürzen oder den Zuckergehalt in Ihrer Basis anpassen. Mehr Zucker kann die Textur verbessern.

2. **Die Eiscreme ist körnig oder eisig:**
   - ***Ursache:*** Eine körnige oder eisige Textur kann durch die Verwendung einer Mischung entstehen, die nicht vollständig vermischt oder richtig gefroren wurde.
   - ***Lösung:*** Stellen Sie sicher, dass Ihre Basis vor dem Einfrieren gründlich gemischt wird. Achten Sie außerdem darauf, dass Ihre Pint-Behälter mindestens 24 Stunden lang durchgefroren sind. Wenn die Mischung eisig erscheint, sollten Sie sie ein zweites Mal durch den Ninja Creami laufen lassen, um die Textur zu verbessern.

3. **Die Mix-Ins verteilen sich nicht gleichmäßig:**
   - ***Ursache:*** Wenn Ihre Mix-Ins verklumpen oder nicht gleichmäßig verteilt sind, kann dies daran liegen, dass Sie sie zu früh im Prozess hinzugefügt haben.
   - ***Lösung:*** Fügen Sie Mix-Ins immer nach dem ersten Verarbeitungszyklus hinzu. Verwenden Sie die Funktion „Mix-In“, um sie vorsichtig unter die Eiscreme zu heben und eine gleichmäßige Verteilung ohne Überverarbeitung zu gewährleisten.

4. **Die Maschine lässt sich nicht einschalten:**
   - ***Ursache:*** Wenn sich die Ninja Creami nicht einschalten lässt, ist sie möglicherweise nicht richtig eingesteckt oder der Pint-Behälter sitzt nicht richtig in der Maschine.
   - ***Lösung:*** Überprüfen Sie, ob das Gerät fest an eine funktionierende Steckdose angeschlossen ist. Vergewissern Sie sich, dass der Pint-Behälter richtig eingerastet ist. Die Maschine funktioniert nur, wenn der Behälter richtig eingesetzt ist.

GRUNDLEGENDE FEHLERBEHEBUNG

5. **Unangenehmer Geschmack oder Fehlgeschmack:**
   - ***Ursache:*** Ein schlechter Geschmack kann durch die Verwendung abgelaufener Zutaten, unsachgemäße Lagerung oder Geschmacksrückstände von vorherigen Rezepten verursacht werden.
   - ***Lösung:*** Verwenden Sie immer frische Zutaten und überprüfen Sie das Verfallsdatum von Produkten wie Milch, Sahne und Aromen. Reinigen Sie die Maschine zwischen den Anwendungen gründlich, um eine Geschmacksübertragung zu vermeiden, insbesondere beim Wechsel zwischen starken Aromen.

6. **Schwierigkeiten beim Portionieren der Eiscreme:**
   - ***Ursache:*** Wenn sich das Eis nur schwer portionieren lässt, ist es möglicherweise zu fest gefroren oder die Mischung wurde nicht gründlich gemixt.
   - ***Lösung:*** Lassen Sie das Eis einige Minuten bei Zimmertemperatur stehen. Wenn Sie dies häufig bemerken, versuchen Sie, die Gefrierzeit zu verkürzen oder das Rezept so anzupassen, dass mehr Fett oder Zucker enthalten ist, was zu einer weicheren Konsistenz beitragen kann.

7. **Probleme beim Wirbeln oder Schichten:**
   - ***Ursache:*** Wenn Ihre Versuche, Wirbel oder Schichten in der Eiscreme zu erzeugen, nicht wie erwartet ausfallen, kann dies an dem Zeitpunkt liegen, zu dem Sie die Wirbel hinzufügen möchten.
   - ***Lösung:*** Achten Sie darauf, dass Sie die Wirbel oder geschichteten Komponenten (wie Schokolade oder Fruchtpüree) nach der ersten Verarbeitung hinzufügen. Fügen Sie sie vorsichtig hinzu, ohne zu viel zu mischen, um den gewünschten Marmoreffekt zu erzielen.

Wenn Sie diese Tipps zur Fehlerbehebung beachten, sind Sie gut vorbereitet, um kleinere Herausforderungen zu meistern, die bei der Verwendung Ihres Ninja Creami auftreten können. Denken Sie daran, dass es beim Kochen, insbesondere beim Experimentieren mit gefrorenen Leckereien, ebenso sehr um Lernen und Anpassen geht wie um das Befolgen eines Rezepts. Mit etwas Übung werden Sie sich mit der Maschine wohler fühlen und Freude daran haben, köstliche hausgemachte Eiscremes und Sorbets zuzubereiten. Jetzt, da Sie die Werkzeuge zur effektiven Fehlerbehebung haben, tauchen wir in die aufregende Welt der Rezepte ein, die Sie in diesem Kochbuch erwarten!

Kapitel 2

KLASSISCHE EISCREMES

Vanille-Eiscreme

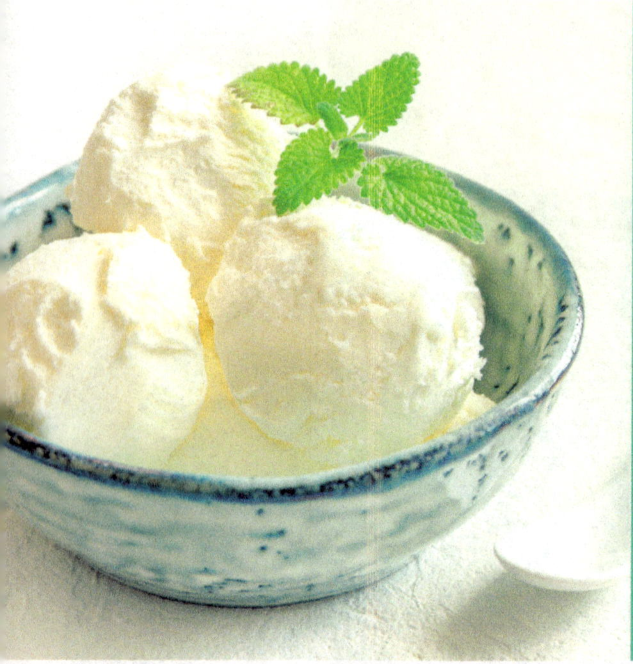

Zutaten:

- 480 ml ungesüßte Mandelmilch (oder eine andere Milch nach Wahl)
- 240 ml Vollfett-Kokosmilch (für mehr Cremigkeit; für eine leichtere Version kann sie durch Mandelmilch ersetzt werden)
- 60 ml reiner Ahornsirup (oder Honig/Agavendicksaft für mehr Süße)
- 1 EL reiner Vanilleextrakt
- 1 Vanilleschote, aufgeschnitten und das Mark ausgekratzt (oder 2 TL Vanillemark)
- Eine Prise Meersalz

Portionen

Ergibt etwa 4 Portionen (je 120 ml)

Zubereitung:

1. Basis zubereiten: In einem mittelgroßen Kochtopf Mandelmilch, Kokosmilch, Ahornsirup und eine Prise Meersalz verrühren. Bei mittlerer Hitze erwärmen, bis sie warm, aber nicht kochend ist, dabei gelegentlich umrühren.

2. Vanille hinzufügen: Vom Herd nehmen und den reinen Vanilleextrakt und das ausgekratzte Mark der Vanilleschote einrühren. Wenn Sie Vanillemark verwenden, fügen Sie es hier ebenfalls hinzu.

Nährwertaufschlüsselung:

Kalorien	150 g
Eiweiß	2 g
Kohlenhydrate	15 g
Zucker	8 g
Fette	9 g
Ballaststoffe	1 g
Vitamine und Mineralien	
Vitamin C	0% DV
Kalzium	10% DV
Eisen	2% DV

Zubereitung:

3 Mischung abkühlen lassen: Lassen Sie die Mischung auf Zimmertemperatur abkühlen. Zum schnelleren Abkühlen in eine Schüssel umfüllen und für etwa 30 in den Kühlschrank stellen.

4 Basis einfrieren: Sobald sie abgekühlt ist, gießen Sie die Mischung in Ihren Ninja Creami Pint-Behälter. Stellen Sie sicher, dass er bis zur Fülllinie gefüllt ist, und stellen Sie ihn dann mindestens 24 Stunden in den Gefrierschrank.

5 Creami-Verarbeitung: Nach dem Einfrieren nehmen Sie den Behälter aus dem Gefrierschrank. Geben Sie ihn in Ihre Ninja Creami-Maschine, wählen Sie die Funktion „Eiscreme" und verarbeiten Sie die Mischung, bis sie glatt ist.

6 Servieren oder aufbewahren: Für eine weiche Konsistenz sofort genießen oder für eine festere Konsistenz in den Gefrierschrank stellen.

DIÄTETISCHE BESCHRÄNKUNGEN

- Glutenfrei
- Nussfrei

VORLIEBEN

- Zuckerarm
- Molkereifreie Option verfügbar

Ernährungswissenschaftlicher Expertentipp

Mandelmilch: Achten Sie bei der Auswahl von Mandelmilch auf Marken, die ungesüßt und mit Kalzium und Vitamin D angereichert sind. Diese Nährstoffe sind für die Gesundheit der Knochen unerlässlich.

Lagerung von Kokosmilch: Kokosmilch kann bis zum Öffnen an einem kühlen, trockenen Ort gelagert werden. Füllen Sie die nicht verwendete Kokosmilch nach dem Öffnen in einen luftdichten Behälter und bewahren Sie sie bis zu einer Woche im Kühlschrank auf. Sie können übrig gebliebene Kokosmilch auch in Eiswürfelbehältern einfrieren, um sie später einfach zu verwenden!

Vanilleschoten vs. Extrakte: Wenn Sie Vanilleschoten verwenden, achten Sie darauf, dass sie prall und wohlriechend sind, was auf Frische schließen lässt. Bewahren Sie sie in einem luftdichten Behälter an einem kühlen, dunklen Ort auf, um ihr Aroma zu erhalten.
cool, dark place to preserve their flavor.

Genießen Sie Ihr köstlich cremiges Eis! Dieses Rezept ist perfekt, um Ihre süßen Gelüste zu stillen und dabei gesund und natürlich zu bleiben!

Modellvariationen und Tipps

- Ninja Creami Original: Zweimal verarbeiten, wenn Sie eine cremigere Konsistenz bevorzugen.
- Ninja Creami Deluxe: Verwenden Sie die „Mix-In"-Funktion nach der Verarbeitung, um Schokoladenstückchen oder Nüsse hinzuzufügen.
- Ninja Creami Lite: Dieses Modell kann etwas längere Verarbeitungszeiten erfordern; prüfen Sie nach jedem Zyklus die gewünschte Konsistenz.
- Ninja Creami Pro: Verwenden Sie die „Gelato"-Funktion für ein noch dichteres und cremigeres Ergebnis.

Reichhaltiges Schokoladeneis

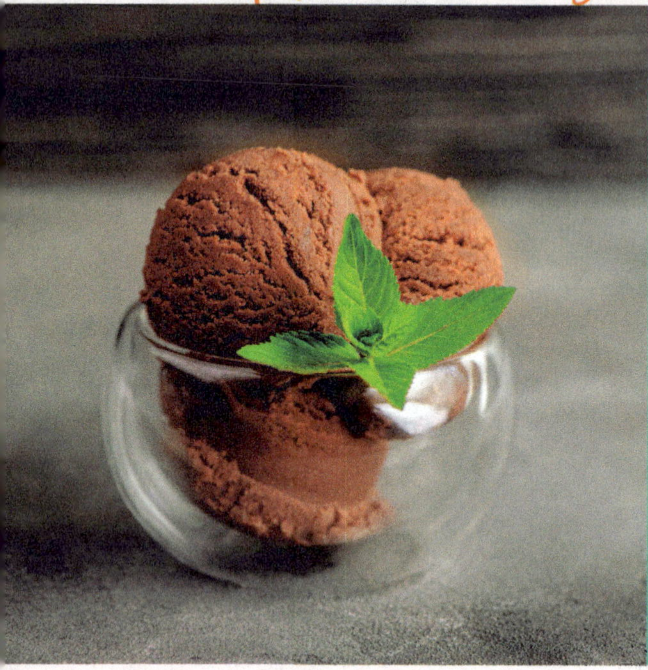

Zutaten:

- 480 ml ungesüßte Mandelmilch (oder eine andere Milch nach Wahl)
- 240 ml Vollfett-Kokosmilch (für mehr Cremigkeit; für eine leichtere Version kann sie durch Mandelmilch ersetzt werden)
- 4 EL reines Kakaopulver (ungesüßt)
- 4 EL reiner Ahornsirup (oder Agavensirup für mehr Süße)
- 1 TL reiner Vanilleextrakt
- Eine Prise Meersalz
- Optional: 55 g dunkle Schokoladensplitter oder -brocken (milchfrei für eine vegane Variante)

Portionen

Ergibt etwa 4 Portionen (je 120 ml)

Zubereitung:

1. Basis vorbereiten: In einem mittelgroßen Topf Mandelmilch, Kokosmilch, Kakaopulver, Ahornsirup und eine Prise Meersalz vermischen. Bei mittlerer Hitze verquirlen, bis die Mischung warm ist und das Kakaopulver vollständig aufgelöst ist.

2. Vanille hinzufügen: Vom Herd nehmen und den reinen Vanilleextrakt einrühren. Wenn Sie Schokoladenchips oder -stückchen hinzufügen, mischen Sie sie jetzt unter, damit sie leicht in der Mischung schmelzen.

Nährwertaufschlüsselung:

Kalorien	160 g
Eiweiß	3 g
Kohlenhydrate	17 g
Zucker	7 g
Fette	9 g
Ballaststoffe	2 g
Vitamine und Mineralien	
Vitamin C	0% DV
Kalzium	10% DV
Eisen	10% DV

Zubereitung:

3 Gemisch abkühlen lassen: Lassen Sie die Mischung auf Zimmertemperatur abkühlen. Zum schnelleren Abkühlen in eine Schüssel umfüllen und für etwa 30 in den Kühlschrank stellen.

4 Basis einfrieren: Sobald sie abgekühlt ist, gießen Sie die Mischung in Ihren Ninja Creami Pint-Behälter. Stellen Sie sicher, dass er bis zur Fülllinie gefüllt ist, und stellen Sie ihn dann mindestens 24 Stunden lang in den Gefrierschrank.

5 Creami-Verarbeitung: Nach dem Einfrieren nehmen Sie den Behälter aus dem Gefrierschrank. Geben Sie ihn in Ihre Ninja Creami-Maschine, wählen Sie die Funktion „Eiscreme" und verarbeiten Sie die Mischung, bis sie glatt ist.

6 Servieren oder aufbewahren: Für eine weiche Konsistenz sofort genießen oder für eine festere Konsistenz in den Gefrierschrank stellen.

DIÄTETISCHE BESCHRÄNKUNGEN

- Glutenfrei
- Nussfrei
- Vegane Option verfügbar

VORLIEBEN

- Zuckerarm
- Molkereifrei

Ernährungswissenschaftlicher Expertentipp

Auswahl des Kakaopulvers: Entscheiden Sie sich für hochwertiges ungesüßtes Kakaopulver, das reich an Antioxidantien ist. Achten Sie auf Marken, die als „natürlich" gekennzeichnet sind.

Lagerung von Kokosmilch: Kokosmilch kann bis zum Öffnen an einem kühlen, trockenen Ort gelagert werden. Füllen Sie die nicht verwendete Kokosmilch nach dem Öffnen in einen luftdichten Behälter und bewahren Sie sie bis zu einer Woche im Kühlschrank auf. Sie können übrig gebliebene Kokosmilch auch in Eiswürfelbehältern einfrieren, um sie später einfach zu verwenden!

Optionen zum Süßen: Wenn Sie eine zuckerärmere Variante bevorzugen, können Sie anstelle von Ahornsirup auch reife Bananen oder Datteln in die Basis mischen. Diese natürlichen Süßungsmittel machen die Creme cremiger und reduzieren den Zuckerzusatz.

Genießen Sie Ihr reichhaltiges Eis! Dieses Rezept ist perfekt für Schokoladenliebhaber, die eine gesündere Leckerei suchen, ohne auf Geschmack verzichten zu müssen!

Modellvariationen und Tipps

- Ninja Creami Original: Zweimal verarbeiten, wenn Sie eine cremigere Konsistenz bevorzugen.
- Ninja Creami Deluxe: Verwenden Sie die „Mix-In"-Funktion nach der Verarbeitung, um Nüsse oder zusätzliche Schokoladenstücke hinzuzufügen.
- Ninja Creami Lite: Dieses Modell kann etwas längere Verarbeitungszeiten erfordern; prüfen Sie nach jedem Zyklus die gewünschte Konsistenz.
- Ninja Creami Pro: Verwenden Sie die „Gelato"-Funktion für ein noch dichteres und cremigeres Ergebnis.

Erdbeer-Glückseligkeits-Eiscreme

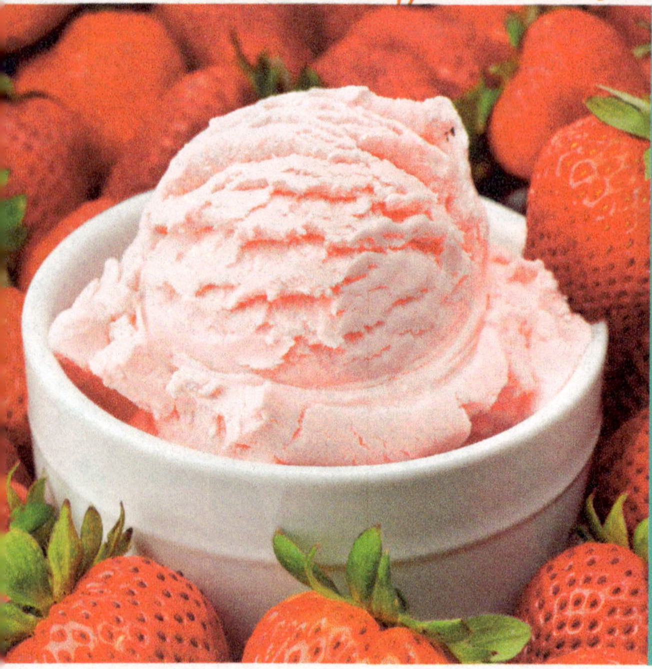

Zutaten:

- 480 ml ungesüßte Mandelmilch (oder eine andere Milch nach Wahl)
- 240 ml Vollfett-Kokosmilch (für die Cremigkeit; kann durch mehr Mandelmilch für eine leichtere Version ersetzt werden)
- 450 g frische Erdbeeren, geschält und in Scheiben geschnitten (oder Tiefkühl-Erdbeeren, aufgetaut)
- 4 EL reiner Ahornsirup (oder Agavensirup für mehr Süße)
- 1 TL reiner Vanilleextrakt
- Eine Prise Meersalz

Portionen

Ergibt etwa 4 Portionen (je 120 ml)

Zubereitung:

1 Erdbeeren zubereiten: Die frischen oder aufgetauten Erdbeeren in einen Mixer geben und pürieren, bis sie glatt sind. Wenn Sie lieber ein paar Erdbeerstückchen in Ihrem Eis haben möchten, können Sie ein paar Scheiben aufheben und später untermischen.

2 Basis mischen: In einem mittelgroßen Kochtopf Mandelmilch, Kokosmilch, Erdbeerpüree, Ahornsirup und eine Prise Meersalz verrühren. Bei mittlerer Hitze verquirlen, bis die Mischung warm und gut vermischt ist.

Nährwertaufschlüsselung:

Kalorien	140 g
Eiweiß	3 g
Kohlenhydrate	18 g
Zucker	9 g
Fette	9 g
Ballaststoffe	1 g
Vitamine und Mineralien	
Vitamin C	25% DV
Kalzium	10% DV
Eisen	2% DV

Zubereitung:

3 Vanille hinzufügen: Vom Herd nehmen und den reinen Vanilleextrakt einrühren.

4 Gemisch abkühlen lassen: Lassen Sie die Mischung auf Zimmertemperatur abkühlen. Zum schnelleren Abkühlen in eine Schüssel umfüllen und für etwa 30 in den Kühlschrank stellen.

5 Basis einfrieren: Sobald sie abgekühlt ist, gießen Sie die Mischung in Ihren Ninja Creami Pint-Behälter. Stellen Sie sicher, dass er bis zur Fülllinie gefüllt ist, und stellen Sie ihn dann mindestens 24 Stunden in den Gefrierschrank.

6 Creami-Verarbeitung: Nach dem Einfrieren nehmen Sie den Behälter aus dem Gefrierschrank. Geben Sie ihn in Ihre Ninja Creami-Maschine, wählen Sie die Funktion „Eiscreme" und verarbeiten Sie die Mischung, bis sie glatt ist.

7 Servieren oder aufbewahren: Wenn Sie Erdbeerscheiben zurückbehalten haben, können Sie diese nach der Verarbeitung unter das Eis heben, um die Konsistenz zu verbessern. Für eine weiche Konsistenz sofort genießen oder für eine festere Konsistenz in den Gefrierschrank stellen.

DIÄTETISCHE BESCHRÄNKUNGEN

- Glutenfrei
- Nussfrei
- Vegan

VORLIEBEN

- Zuckerarm
- Molkereifrei

Ernährungswissenschaftlicher Expertentipp

Auswahl der Erdbeeren: Achten Sie bei der Auswahl der Erdbeeren darauf, dass sie leuchtend rot sind und keine weißen Flecken haben. Sie sollten sich fest anfühlen und ein süßes Aroma haben. Für optimale Frische lagern Sie sie ungewaschen im Kühlschrank und verbrauchen Sie sie innerhalb weniger Tage.

Natürlich süßen: Wenn Sie den Zuckerzusatz weiter reduzieren möchten, können Sie vor dem Mixen reife Bananen zu Ihrer Basis hinzufügen. Sie erhöhen die Süße auf natürliche Weise und sorgen für zusätzliche Cremigkeit.

Lagerung von Kokosmilch: Kokosmilch kann bis zum Öffnen an einem kühlen, trockenen Ort gelagert werden. Füllen Sie die nicht verwendete Kokosmilch nach dem Öffnen in einen luftdichten Behälter und bewahren Sie sie bis zu einer Woche im Kühlschrank auf. Sie können übrig gebliebene Kokosmilch auch in Eiswürfelbehältern einfrieren, um sie später einfach zu verwenden!

Genießen Sie Ihre erfrischende Erdbeer-Glückseligkeits-Eiscreme! Dieses Rezept ist perfekt, um den Sommer zu feiern und dabei gesund und lecker zu bleiben!

Modellvariationen und Tipps

- Ninja Creami Original: Zweimal verarbeiten, wenn Sie eine cremigere Konsistenz bevorzugen.
- Ninja Creami Deluxe: Verwenden Sie die „Mix-In"-Funktion nach der Verarbeitung, um frische Fruchtstückchen oder Müsli hinzuzufügen.
- Ninja Creami Lite: Dieses Modell kann etwas längere Verarbeitungszeiten erfordern; prüfen Sie nach jedem Zyklus die gewünschte Konsistenz.
- Ninja Creami Pro: Verwenden Sie die „Gelato"-Funktion für ein noch dichteres und cremigeres Ergebnis.

Klassisches Pistazieneis

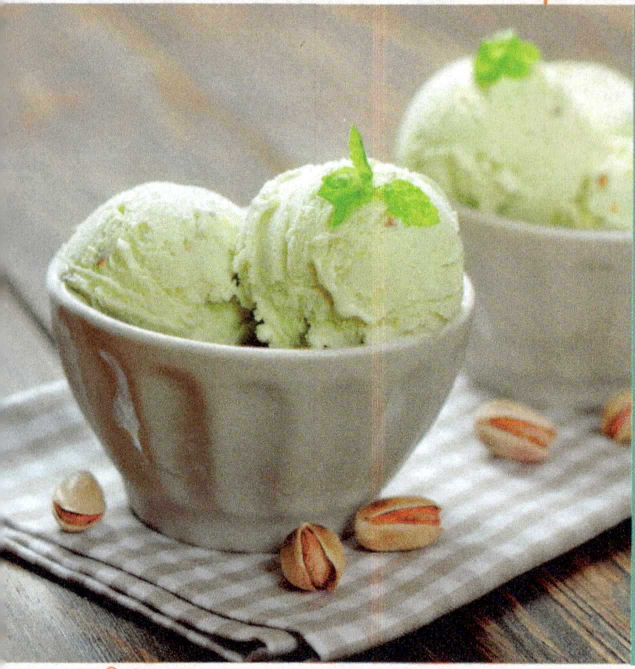

Zutaten:

- 480 ml ungesüßte Mandelmilch (oder eine Milch nach Wahl)
- 240 ml Vollfett-Kokosmilch (für mehr Cremigkeit; für eine leichtere Version kann sie durch Mandelmilch ersetzt werden)
- 115 g geschälte Pistazien (roh oder geröstet, ungesalzen)
- 4 EL reiner Ahornsirup (oder Agavensirup für mehr Süße)
- 1 TL reiner Vanilleextrakt
- Eine Prise Meersalz
- Optional: 1 EL Pistazienpaste (für mehr Geschmack und Farbe)

Portionen

Ergibt etwa 4 Portionen (je 120 ml)

Zubereitung:

1 Pistazien vorbereiten: Wenn Sie rohe Pistazien verwenden, weichen Sie sie mindestens 4 Stunden oder über Nacht in Wasser ein, damit sie weich werden. Vor der Verwendung abgießen und abspülen. Wenn Sie geröstete Pistazien verwenden, hacken Sie sie einfach grob.

2 Basis mixen: Die eingeweichten Pistazien, Mandelmilch, Kokosmilch, Ahornsirup, Vanilleextrakt und eine Prise Meersalz in einen Mixer geben. Pürieren, bis die Masse glatt und cremig ist. Wenn Sie eine stückigere Konsistenz bevorzugen, können Sie einige gehackte Pistazien zurückbehalten und später untermischen.

Nährwertaufschlüsselung:

Kalorien	180 g
Eiweiß	4 g
Kohlenhydrate	16 g
Zucker	7 g
Fette	11 g
Ballaststoffe	2 g
Vitamine und Mineralien	
Vitamin C	0% DV
Kalzium	10% DV
Eisen	8% DV

Zubereitung:

3 Gemisch abkühlen lassen: Lassen Sie die Mischung auf Zimmertemperatur abkühlen. Zum schnelleren Abkühlen in eine Schüssel umfüllen und für etwa 30 min in den Kühlschrank stellen.

4 Basis einfrieren: Sobald sie abgekühlt ist, gießen Sie die Mischung in Ihren Ninja Creami Pint-Behälter. Stellen Sie sicher, dass er bis zur Fülllinie gefüllt ist, und stellen Sie ihn dann mindestens 24 Stunden in den Gefrierschrank.

5 Creami-Verarbeitung: Nach dem Einfrieren nehmen Sie den Behälter aus dem Gefrierschrank. Geben Sie ihn in Ihre Ninja Creami-Maschine, wählen Sie die Funktion „Eiscreme" und verarbeiten Sie die Mischung, bis sie glatt ist.

6 Servieren oder aufbewahren: Wenn Sie gehackte Pistazien zurückbehalten haben, können Sie diese nach der Verarbeitung unterheben, um die Konsistenz zu verbessern. Für eine weiche Konsistenz sofort genießen oder für eine festere Konsistenz in den Gefrierschrank stellen.

DIÄTETISCHE BESCHRÄNKUNGEN

- Glutenfrei
- Nussfrei (bei Verwendung nussfreier Milch)
- Vegane Option verfügbar

VORLIEBEN

- Zuckerarm
- Molkereifrei

Ernährungswissenschaftlicher Expertentipp

Auswahl der Pistazien: Achten Sie bei der Auswahl der Pistazien auf hellgrüne, pralle und makellose Kerne. Wenn Sie geschälte Pistazien kaufen, achten Sie darauf, dass sie in einer luftdichten Verpackung aufbewahrt werden, damit sie frisch bleiben.

Einweichen von Nüssen: Das Einweichen von Pistazien macht sie nicht nur weicher, sondern trägt auch zur besseren Verdaulichkeit bei, indem es den Phytinsäuregehalt reduziert. Dies ist besonders vorteilhaft, wenn Sie empfindlich auf Nüsse reagieren.
Geschmacksverbesserungen: Für einen zusätzlichen Geschmacksschub und eine leuchtende Farbe können Sie vor dem Mixen einen EL natürliche Pistazienpaste zu Ihrer Basis hinzufügen. Dies intensiviert sowohl den Geschmack als auch die Farbe Ihrer Eiscreme.

Genießen Sie Ihr köstliches klassisches Eis! Dieses Rezept ist perfekt für alle, die einen cremigen Genuss suchen, der die Essenz dieser geliebten Nuss einfängt!

Modellvariationen und Tipps

- Ninja Creami Original: Zweimal verarbeiten, wenn Sie eine cremigere Konsistenz bevorzugen.
- Ninja Creami Deluxe: Verwenden Sie nach der Verarbeitung die „Mix-In"-Funktion, um zusätzliche gehackte Pistazien oder Schokoladensplitter hinzuzufügen.
- Ninja Creami Lite: Dieses Modell kann etwas längere Verarbeitungszeiten erfordern; prüfen Sie nach jedem Zyklus die gewünschte Konsistenz.
- Ninja Creami Pro: Verwenden Sie die „Gelato"-Funktion für ein noch dichteres und cremigeres Ergebnis.

Seidiges Kokosnuss-Eis

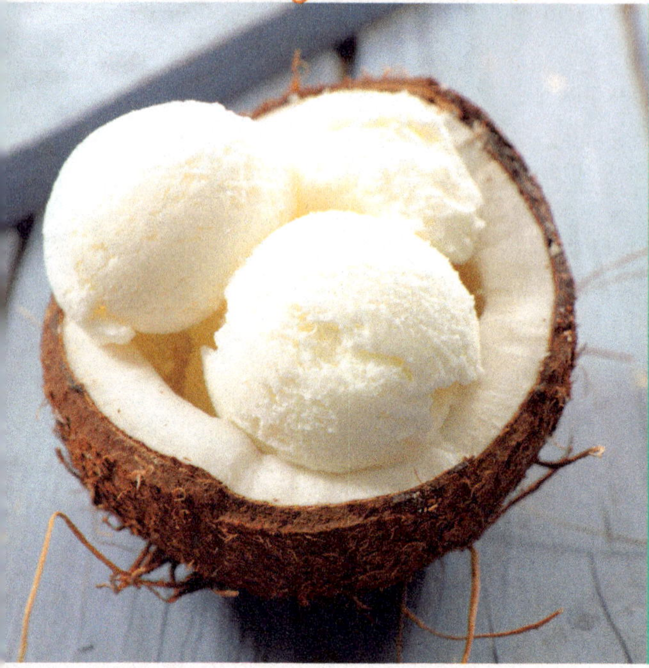

Zutaten:

- 480 ml vollfette Kokosmilch (für eine reichhaltige, cremige Textur)
- 240 ml ungesüßte Mandelmilch (oder eine andere Milch nach Wahl)
- 4 EL reiner Ahornsirup (oder Agavensirup für mehr Süße)
- 1 TL reiner Vanilleextrakt
- Eine Prise Meersalz
- Optional: 100 g geschredderte, ungesüßte Kokosnuss (um den Kokosnussgeschmack und die Textur zu verbessern)

Portionen

Ergibt etwa 4 Portionen (je 120 ml)

Zubereitung:

1 Basis kombinieren: In einem mittelgroßen Topf die Vollfett-Kokosmilch, Mandelmilch, Ahornsirup, Vanilleextrakt und eine Prise Meersalz verrühren. Bei mittlerer Hitze verquirlen, bis die Mischung warm und gut vermischt ist.

2 Kokosraspeln hinzugeben: Wenn Sie Kokosraspeln verwenden, rühren Sie sie ein und lassen Sie sie etwa 5 Minuten lang köcheln, damit der Kokosgeschmack in die Mischung einzieht.

Nährwertaufschlüsselung:

Kalorien	190 g
Eiweiß	3 g
Kohlenhydrate	15 g
Zucker	8 g
Fette	14 g
Ballaststoffe	1 g
Vitamine und Mineralien	
Vitamin C	0% DV
Kalzium	8% DV
Eisen	4% DV

Zubereitung:

3 Gemisch abkühlen lassen: Vom Herd nehmen und die Mischung auf Zimmertemperatur abkühlen lassen. Zum schnelleren Abkühlen in eine Schüssel umfüllen und für etwa 30 Minuten in den Kühlschrank stellen.

4 Basis einfrieren: Sobald sie abgekühlt ist, gießen Sie die Mischung in Ihren Ninja Creami Pint-Behälter. Stellen Sie sicher, dass er bis zur Fülllinie gefüllt ist, und stellen Sie ihn dann mindestens 24 Stunden in den Gefrierschrank.

5 Creami-Verarbeitung: Nach dem Einfrieren nehmen Sie den Behälter aus dem Gefrierschrank. Geben Sie ihn in Ihre Ninja Creami-Maschine, wählen Sie die Funktion „Eiscreme" und verarbeiten Sie die Mischung, bis sie glatt ist.

6 Servieren oder aufbewahren: Für eine weiche Konsistenz sofort genießen oder für eine festere Konsistenz in den Gefrierschrank stellen.

DIÄTETISCHE BESCHRÄNKUNGEN

- Glutenfrei
- Nussfrei
- Vegan

VORLIEBEN

- Zuckerarm
- Molkereifrei

Ernährungswissenschaftlicher Expertentipp

Auswahl der Kokosmilch: Entscheiden Sie sich bei der Auswahl der Kokosmilch für Vollfettsorten, die in Dosen abgefüllt sind, um eine reichhaltigere Konsistenz zu erhalten. Überprüfen Sie die Etiketten, um sicherzustellen, dass keine Konservierungs- oder Füllstoffe zugesetzt sind.

Kokosnuss-Aroma verleihen: Um den Kokosnussgeschmack zu intensivieren, sollten Sie frisches Kokosnussfleisch verwenden, falls verfügbar. Mischen Sie es vor dem Einfrieren in Ihre Basis, um einen authentischeren Geschmack zu erhalten.

Tipps zur Aufbewahrung: Bewahren Sie übrig gebliebene Kokosmilch in einem luftdichten Behälter im Kühlschrank bis zu einer Woche auf. Sie können übrig gebliebene Kokosmilch auch in Eiswürfelbehältern einfrieren, um sie später in Smoothies oder Rezepten zu verwenden!

Genießen Sie Ihr köstliches Eis! Dieses Rezept ist perfekt für alle, die sich nach einer tropischen Leckerei sehnen, die sowohl cremig als auch sättigend ist!

Modellvariationen und Tipps

- Ninja Creami Original: Zweimal verarbeiten, wenn Sie eine cremigere Konsistenz bevorzugen.
- Ninja Creami Deluxe: Verwenden Sie die „Mix-In"-Funktion nach der Verarbeitung, um Schokoladenstückchen oder frische Früchte hinzuzufügen.
- Ninja Creami Lite: Dieses Modell kann etwas längere Verarbeitungszeiten erfordern; prüfen Sie nach jedem Zyklus die gewünschte Konsistenz.
- Ninja Creami Pro: Verwenden Sie die „Gelato"-Funktion für ein noch dichteres und cremigeres Ergebnis.

Kapitel 3

SORBETS UND SHERBETS

Zitronenschalen-Sorbet

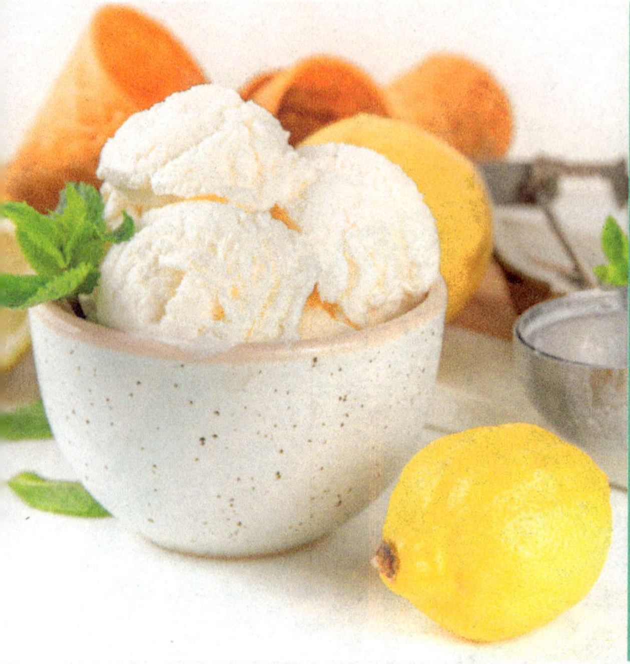

Zutaten:

- 480 ml Wasser
- 4 EL reiner Ahornsirup (oder Agavensirup für mehr Süße)
- Schale von 2 großen Zitronen
- 120 ml frischer Zitronensaft (etwa 3 bis 4 Zitronen)
- Eine Prise Meersalz

Portionen

Ergibt etwa 4 Portionen (je 120 ml)

Zubereitung:

1 Sirup zubereiten: In einem mittelgroßen Topf das Wasser und den Ahornsirup vermischen. Bei mittlerer Hitze unter Rühren erhitzen, bis der Sirup vollständig aufgelöst ist. Vom Herd nehmen und leicht abkühlen lassen.

2 Zitronenschale und -saft hinzufügen: Die Zitronenschale, den frischen Zitronensaft und eine Prise Meersalz in den abgekühlten Sirup einrühren. Gut mischen, um alle Aromen zu kombinieren.

Nährwertaufschlüsselung:

Kalorien	80 g
Eiweiß	0 g
Kohlenhydrate	21 g
Zucker	17 g
Fette	0 g
Ballaststoffe	0 g
Vitamine und Mineralien	
Vitamin C	0% DV
Kalzium	1% DV
Eisen	1% DV

Zubereitung:

3 Gemisch abkühlen lassen: Lassen Sie die Mischung auf Zimmertemperatur abkühlen. Zum schnelleren Abkühlen in eine Schüssel umfüllen und für etwa 30 in den Kühlschrank stellen.

4 Basis einfrieren: Sobald sie abgekühlt ist, gießen Sie die Mischung in Ihren Ninja Creami Pint-Behälter. Stellen Sie sicher, dass er bis zur Fülllinie gefüllt ist, und stellen Sie ihn dann mindestens 24 Stunden in den Gefrierschrank.

5 Creami-Verarbeitung: Nach dem Einfrieren den Pint-Behälter aus dem Gefrierfach nehmen. Geben Sie ihn in Ihre Ninja Creami-Maschine, wählen Sie die Funktion „Sorbet" und verarbeiten Sie die Mischung, bis sie glatt ist.

6 Servieren oder aufbewahren: Für eine erfrischende Sorbet-Textur sofort genießen oder für eine festere Konsistenz in den Gefrierschrank stellen.

DIÄTETISCHE BESCHRÄNKUNGEN

- Glutenfrei
- Nussfrei
- Vegan

VORLIEBEN

- Zuckerarm
- Molkereifrei

Ernährungswissenschaftlicher Expertentipp

Auswahl der Zitronen: Achten Sie bei der Auswahl von Zitronen darauf, dass sie für ihre Größe fest und schwer sind, was auf Saftigkeit schließen lässt. Eine leuchtend gelbe Schale ohne Flecken ist ebenfalls ein Zeichen für Frische.

Zitronen zerkleinern: Verwenden Sie einen Microplane oder einen Zestenreißer, um eine feine Schale zu erhalten, ohne das bittere weiße Mark darunter zu entfernen. Dadurch wird der Geschmack des Sorbets verbessert, ohne dass es bitter wird.

Natürlich süßen: Wenn Sie ein weniger süßes Sorbet bevorzugen, passen Sie die Menge des Ahornsirups an Ihre Geschmacksvorlieben an. Sie können auch reife Bananen oder Datteln verwenden, die in die Mischung gemischt werden, um eine natürliche Süße zu erhalten und gleichzeitig die Cremigkeit zu erhöhen.

Genießen Sie Ihr pikantes Zitronenzesten-Sorbet! Dieses Rezept ist perfekt für eine erfrischende Leckerei, die die leuchtenden Aromen von Zitrusfrüchten einfängt und dabei leicht und gesund bleibt!

Modellvariationen und Tipps

- Ninja Creami Original: Zweimal verarbeiten, wenn Sie eine glattere Konsistenz bevorzugen.
- Ninja Creami Deluxe: Verwenden Sie die „Mix-In"-Funktion nach der Verarbeitung, um frische Beeren oder Minzblätter für zusätzlichen Geschmack hinzuzufügen.
- Ninja Creami Lite: Dieses Modell kann etwas längere Verarbeitungszeiten erfordern; prüfen Sie nach jedem Zyklus die gewünschte Konsistenz.
- Ninja Creami Pro: Verwenden Sie die Funktion „Sorbet" für optimale Ergebnisse bei Sorbets auf Fruchtbasis.

Minze-Erfrischungs-Sorbet

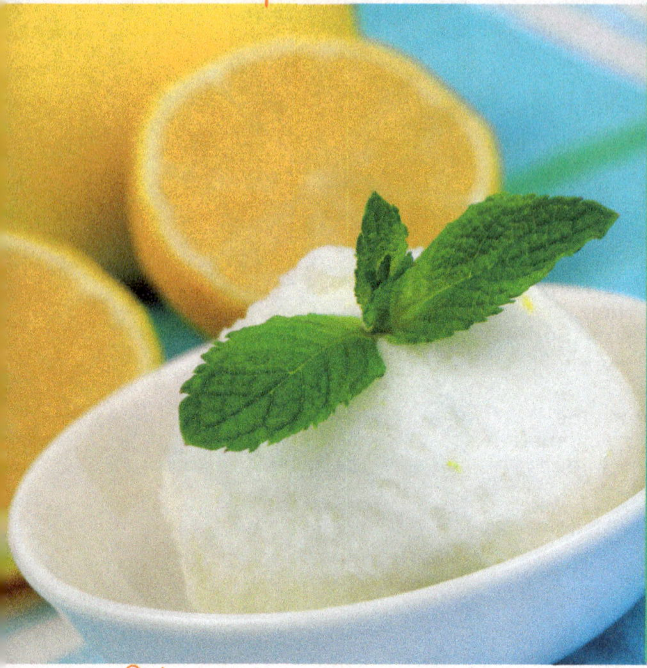

Zutaten:

- 480 ml Wasser
- 120 ml reiner Ahornsirup (oder Agavensirup für mehr Süße)
- 115 g frische Minzblätter (verpackt, plus extra zum Garnieren)
- Saft von 2 großen Limetten (etwa 60 ml)
- Eine Prise Meersalz

Portionen

Ergibt etwa 4 Portionen (je 120 ml)

Zubereitung:

1 Minzsirup zubereiten: In einem mittelgroßen Topf das Wasser und den Ahornsirup vermischen. Bei mittlerer Hitze unter Rühren erhitzen, bis der Sirup vollständig aufgelöst ist. Sobald er sich aufgelöst hat, vom Herd nehmen.

2 Minze aufgießen: Frische Minzblätter in den warmen Sirup geben und etwa 15 Minuten ziehen lassen, damit sich das Minzaroma entfalten kann. Nach dem Ziehenlassen die Mischung durch ein feinmaschiges Sieb abseihen, um die Minzblätter zu entfernen.

Nährwertaufschlüsselung:

Kalorien	70 g
Eiweiß	0 g
Kohlenhydrate	18 g
Zucker	14 g
Fette	0 g
Ballaststoffe	0 g
Vitamine und Mineralien	
Vitamin C	15% DV
Kalzium	1% DV
Eisen	1% DV

Zubereitung:

3 Limettensaft hinzufügen: Den frischen Limettensaft und eine Prise Meersalz in mit Minze versetzten Sirup einrühren. Gut mischen, um alle Aromen zu kombinieren.

4 Gemisch abkühlen lassen: Lassen Sie die Mischung auf Zimmertemperatur abkühlen. Zum schnelleren Abkühlen in eine Schüssel umfüllen und für etwa 30 in den Kühlschrank stellen.

5 Basis einfrieren: Sobald sie abgekühlt ist, gießen Sie die Mischung in Ihren Ninja Creami Pint-Behälter. Stellen Sie sicher, dass er bis zur Fülllinie gefüllt ist, und stellen Sie ihn dann mindestens 24 Stunden in den Gefrierschrank.

6 Creami-Verarbeitung: Nach dem Einfrieren den Pint-Behälter aus dem Gefrierfach nehmen. Geben Sie ihn in Ihre Ninja Creami-Maschine, wählen Sie die Funktion „Sorbet" und verarbeiten Sie die Mischung, bis sie glatt ist.

7 Servieren oder aufbewahren: Für eine erfrischende Sorbet-Textur sofort genießen oder für eine festere Konsistenz wieder in den Gefrierschrank stellen. Nach Belieben mit zusätzlichen frischen Minzblättern garnieren.

DIÄTETISCHE BESCHRÄNKUNGEN

- Glutenfrei
- Nussfrei
- Vegan

VORLIEBEN

- Zuckerarm
- Molkereifrei

Ernährungswissenschaftlicher Expertentipp

Auswahl der frischen Minze: Achten Sie auf leuchtend grüne Minzblätter ohne Vergilbung oder Verwelkung. Frische Minze sollte duftend und aromatisch riechen; dies deutet auf Frische und einen kräftigen Geschmack hin.

Aromen entfalten: Wenn Sie die Minze in warmem Sirup einweichen, können Sie die ätherischen Öle und Aromen extrahieren, ohne sie auszukochen. Vermeiden Sie das Kochen, um den hellen Geschmack zu bewahren.

Süße anpassen: Wenn Sie ein weniger süßes Sorbet bevorzugen, passen Sie die Menge des Ahornsirups an Ihre Geschmacksvorlieben an. Sie können auch einen Hauch Stevia oder Mönchsfruchtsüße hinzufügen, um eine kalorienärmere Variante zu erhalten, ohne auf Süße verzichten zu müssen.

Genießen Sie Ihr belebendes Minze-Erfrischungs-Sorbet! Dieses Rezept ist perfekt für eine kühle, erfrischende Leckerei, die sowohl leicht als auch voll im Geschmack ist!

Modellvariationen und Tipps

- Ninja Creami Original: Zweimal verarbeiten, wenn Sie eine glattere Konsistenz bevorzugen.
- Ninja Creami Deluxe: Verwenden Sie die „Mix-In"-Funktion nach der Verarbeitung, um Schokoladenstückchen oder frische Früchte für zusätzlichen Geschmack hinzuzufügen.
- Ninja Creami Lite: Dieses Modell kann etwas längere Verarbeitungszeiten erfordern; prüfen Sie nach jedem Zyklus die gewünschte Konsistenz.
- Ninja Creami Pro: Verwenden Sie die Funktion „Sorbet" für optimale Ergebnisse bei Sorbets auf Fruchtbasis.

Tropisches Mango-Sorbet

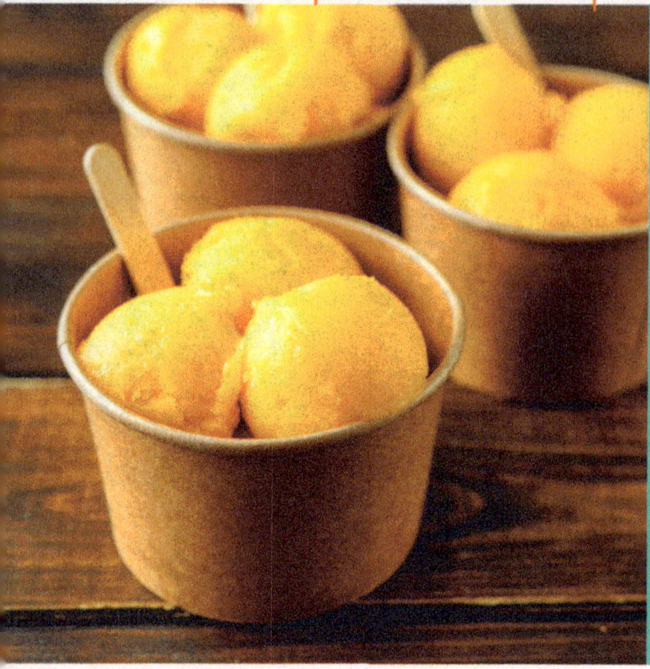

Zutaten:

- 450 g reife Mango, geschält und gewürfelt (frisch oder gefroren)
- 240 ml Kokosnusswasser (oder Wasser)
- 4 EL reiner Ahornsirup (oder Agavensirup für mehr Süße)
- Saft von 1 Limette (etwa 2 EL)
- Eine Prise Meersalz

Portionen

Ergibt etwa 4 Portionen (je 120 ml)

Zubereitung:

1 Mango vorbereiten: Wenn Sie eine frische Mango verwenden, achten Sie darauf, dass sie reif ist, damit sie optimal süß ist. Die Mango schälen und in Würfel schneiden, dann in einen Mixer geben. Wenn Sie gefrorene Mango verwenden, lassen Sie sie etwas auftauen, damit sie leichter zu pürieren ist.

2 Basis pürieren: Mangowürfel, Kokoswasser, Ahornsirup, Limettensaft und eine Prise Meersalz in den Mixer geben. Pürieren, bis die Masse glatt und cremig ist.

Nährwertaufschlüsselung:

Kalorien	90 g
Eiweiß	1 g
Kohlenhydrate	23 g
Zucker	18 g
Fette	0 g
Ballaststoffe	1 g
Vitamine und Mineralien	
Vitamin C	50% DV
Kalzium	2% DV
Eisen	1% DV

Zubereitung:

3 Mischung abkühlen lassen: Schmecken Sie die Mischung ab und passen Sie die Süße an. Falls gewünscht, die Mischung vor dem Einfrieren etwa 30 Minuten im Kühlschrank abkühlen lassen.

4 Basis einfrieren: Füllen Sie die Mangomischung in Ihren Ninja Creami Pint-Behälter. Stellen Sie sicher, dass er bis zur Fülllinie gefüllt ist, und stellen Sie ihn dann mindestens 24 Stunden in den Gefrierschrank.

5 Creami-Verarbeitung: Nach dem Einfrieren den Pint-Behälter aus dem Gefrierfach nehmen. Geben Sie ihn in Ihre Ninja Creami-Maschine, wählen Sie die Funktion „Sorbet“ und verarbeiten Sie die Mischung, bis sie glatt ist.

6 Servieren oder aufbewahren: Für eine erfrischende Sorbet-Textur sofort genießen oder für eine festere Konsistenz in den Gefrierschrank stellen.

DIÄTETISCHE BESCHRÄNKUNGEN

- Glutenfrei
- Nussfrei
- Vegan

VORLIEBEN

- Zuckerarm
- Molkereifrei

Ernährungswissenschaftlicher Expertentipp

Auswahl der Mangos: Achten Sie bei der Auswahl der Mangos darauf, dass sie sich leicht weich anfühlen und in der Nähe des Stiels ein süßes Aroma haben. Die Farbe der Schale kann je nach Sorte variieren; achten Sie auf Festigkeit und Duft, nicht nur auf die Farbe.

Verwendung von Kokosnusswasser: Kokosnusswasser verleiht Ihrem Sorbet eine natürliche Süße und Hydratation und verstärkt den tropischen Geschmack. Entscheiden Sie sich für Marken, die reines Kokosnusswasser ohne Zuckerzusatz oder Konservierungsstoffe enthalten.

Süße anpassen: Wenn Sie ein weniger süßes Sorbet bevorzugen, reduzieren Sie die Menge an Ahornsirup je nach Ihrem Geschmacksempfinden. Sie können auch einen Spritzer Orangensaft hinzufügen, um den Geschmack zu verstärken, ohne den Zuckergehalt zu erhöhen.

Genießen Sie Ihr köstliches tropisches Mango-Sorbet! Dieses Rezept ist perfekt für eine
erfrischende Flucht, die den Geschmack des Sommers direkt in Ihre Schüssel bringt!

Modellvariationen und Tipps

- Ninja Creami Original: Zweimal verarbeiten, wenn Sie eine glattere Konsistenz bevorzugen.
- Ninja Creami Deluxe: Verwenden Sie die „Mix-In“-Funktion nach der Verarbeitung, um frische Fruchtstücke oder Kokosraspeln hinzuzufügen.
- Ninja Creami Lite: Dieses Modell kann etwas längere Verarbeitungszeiten erfordern; prüfen Sie nach jedem Zyklus die gewünschte Konsistenz.
- Ninja Creami Pro: Verwenden Sie die Funktion „Sorbet“ für optimale Ergebnisse bei Sorbets auf Fruchtbasis.

Beeren-Medley-Sorbet

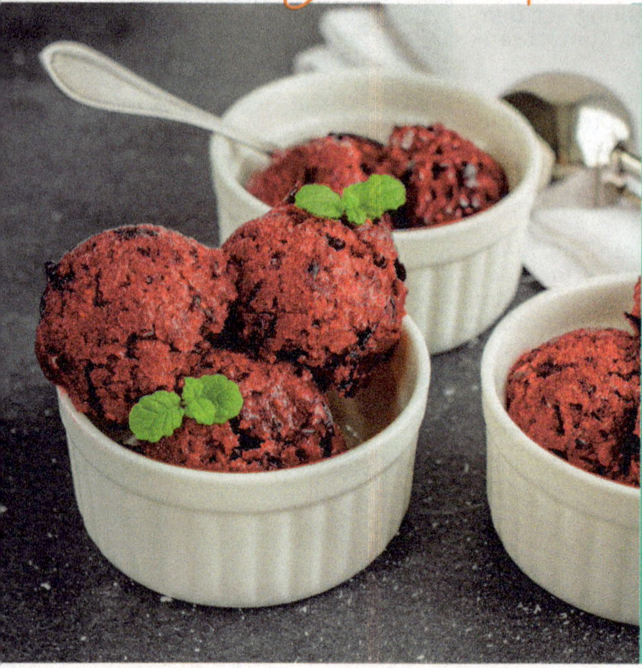

Zutaten:

- 450 g gemischte Beeren (frisch oder gefroren; Erdbeeren, Heidelbeeren, Himbeeren und Brombeeren)
- 240 ml Wasser
- 4 EL reiner Ahornsirup (oder Agavensirup für mehr Süße)
- Saft von 1 Zitrone (etwa 2 EL)
- Eine Prise Meersalz

Portionen

Ergibt etwa 4 Portionen (je 120 ml)

Zubereitung:

1 Beeren vorbereiten: Wenn Sie frische Beeren verwenden, spülen Sie sie unter kaltem Wasser ab. Wenn Sie gefrorene Beeren verwenden, lassen Sie sie etwas auftauen, damit sie leichter zu mixen sind.

2 Basis pürieren: Die gemischten Beeren, Wasser, Ahornsirup, Zitronensaft und eine Prise Meersalz in einen Mixer geben. Pürieren, bis die Masse glatt und gut vermischt ist.

Nährwertaufschlüsselung:

Kalorien	80 g
Eiweiß	1 g
Kohlenhydrate	20 g
Zucker	14 g
Fette	0 g
Ballaststoffe	2 g
Vitamine und Mineralien	
Vitamin C	30% DV
Kalzium	2% DV
Eisen	2% DV

Zubereitung:

3 Mischung abkühlen lassen: Probieren Sie die Mischung und passen Sie die Süße an. Falls gewünscht, die Mischung vor dem Einfrieren etwa 30 Minuten im Kühlschrank abkühlen lassen.

4 Basis einfrieren: Gießen Sie die Beerenmischung in Ihren Ninja Creami Pint-Behälter. Stellen Sie sicher, dass er bis zur Fülllinie gefüllt ist, und stellen Sie ihn dann mindestens 24 Stunden in den Gefrierschrank.

5 Creami-Verarbeitung: Nach dem Einfrieren den Behälter aus dem Gefrierfach nehmen. Geben Sie ihn in Ihre Ninja Creami-Maschine, wählen Sie die Funktion „Sorbet“ und verarbeiten Sie die Mischung, bis sie glatt ist.

6 Servieren oder aufbewahren: Für eine erfrischende Sorbet-Textur sofort genießen oder für eine festere Konsistenz in den Gefrierschrank stellen.

DIÄTETISCHE BESCHRÄNKUNGEN

- Glutenfrei
- Nussfrei
- Vegan

VORLIEBEN

- Zuckerarm
- Molkereifrei

Ernährungswissenschaftlicher Expertentipp

Auswahl der Beeren: Achten Sie bei der Auswahl der Beeren auf leuchtende Farben und eine feste Konsistenz. Vermeiden Sie Beeren, die matschig sind oder Schimmel aufweisen. Frische Beeren sollten duften und prall sein, gefrorene Beeren sollten keine Eiskristalle aufweisen.

Ausgewogene Aromen: Die Kombination verschiedener Beeren verbessert nicht nur den
Geschmack, sondern erhöht auch den Gehalt an Antioxidantien. Sie können die Beerensorten nach Belieben anpassen, je nachdem, was Sie zur Verfügung haben oder bevorzugen!

Natürlich süßen: Wenn Sie den Zuckerzusatz weiter reduzieren möchten, können Sie statt Ahornsirup auch reife Bananen verwenden, die Sie in die Basis einrühren. Das sorgt für natürliche Süße und eine cremige Konsistenz.

Genießen Sie Ihr erfrischendes Beeren-Medley-Sorbet! Dieses Rezept ist perfekt, um die
Beerensaison mit einer köstlichen und gesunden Leckerei zu feiern!

Modellvariationen und Tipps

- Ninja Creami Original: Zweimal verarbeiten, wenn Sie eine glattere Konsistenz bevorzugen.
- Ninja Creami Deluxe: Verwenden Sie die „Mix-In“-Funktion nach der Verarbeitung, um zusätzliche frische Beeren oder einen Strudel aus Joghurt hinzuzufügen.
- Ninja Creami Lite: Dieses Modell kann etwas längere Verarbeitungszeiten erfordern; prüfen Sie nach jedem Zyklus die gewünschte Konsistenz.
- Ninja Creami Pro: Verwenden Sie die Funktion „Sorbet“ für optimale Ergebnisse bei Sorbets auf Fruchtbasis.

Cremiges Orangensorbet

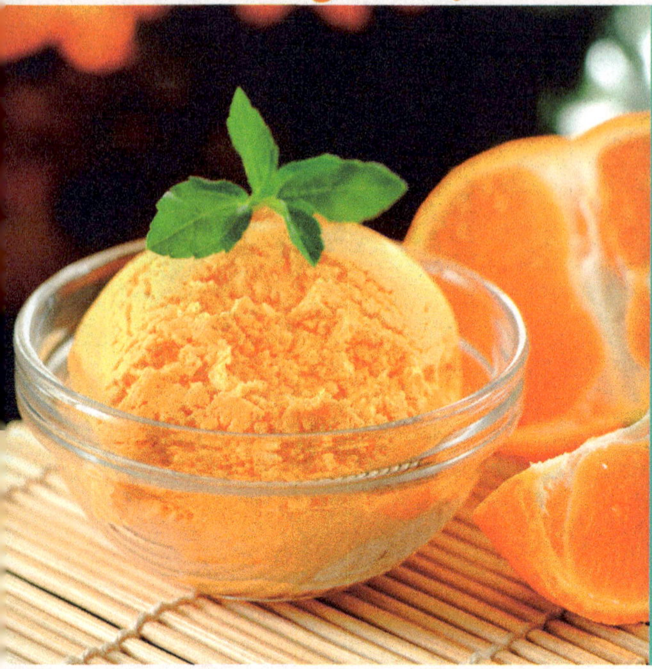

Zutaten:

- 480 ml frischer Orangensaft (etwa 4 bis 6 Orangen)
- Schale von 2 großen Orangen
- 240 ml Kokosmilch (Vollfett für mehr Cremigkeit; kann durch Mandelmilch für eine leichtere Version ersetzt werden)
- 4 EL reiner Ahornsirup (oder Agavensirup für mehr Süße)
- 1 TL reiner Vanilleextrakt
- Eine Prise Meersalz

Portionen

Ergibt etwa 4 Portionen (je 120 ml)

Zubereitung:

1 Orangen entsaften: Pressen Sie den Saft aus den frischen Orangen aus, bis Sie 480 ml Saft haben. Den Saft abseihen, um eventuelles Fruchtfleisch zu entfernen.

2 Zutaten vermengen: In einer mittelgroßen Schüssel den frischen Orangensaft, die Orangenschale, die Kokosmilch, den Ahornsirup, den Vanilleextrakt und eine Prise Meersalz verquirlen, bis alles gut vermischt ist.

Nährwertaufschlüsselung:

Kalorien	120 g
Eiweiß	1 g
Kohlenhydrate	17 g
Zucker	12 g
Fette	5 g
Ballaststoffe	0 g
Vitamine und Mineralien	
Vitamin C	60% DV
Kalzium	4% DV
Eisen	2% DV

Zubereitung:

3 Gemisch abkühlen lassen: Lassen Sie die Mischung auf Zimmertemperatur abkühlen. Zum schnelleren Abkühlen in eine Schüssel umfüllen und für etwa 30 in den Kühlschrank stellen.

4 Basis einfrieren: Sobald sie abgekühlt ist, gießen Sie die Mischung in Ihren Ninja Creami Pint-Behälter. Stellen Sie sicher, dass er bis zur Fülllinie gefüllt ist, und stellen Sie ihn dann mindestens 24 Stunden in den Gefrierschrank.

5 Creami-Verarbeitung: Nach dem Einfrieren nehmen Sie den Behälter aus dem Gefrierschrank. Geben Sie ihn in Ihre Ninja Creami-Maschine, wählen Sie die Funktion „Eiscreme“ und verarbeiten Sie die Mischung, bis sie glatt ist.

6 Servieren oder aufbewahren: Für eine weiche Konsistenz sofort genießen oder für eine festere Konsistenz in den Gefrierschrank stellen.

DIÄTETISCHE BESCHRÄNKUNGEN

- Glutenfrei
- Nussfrei
- Vegane Option verfügbar

VORLIEBEN

- Zuckerarm
- Molkereifrei

Ernährungswissenschaftlicher Expertentipp

Auswahl der Orangen: Achten Sie bei der Auswahl von Orangen darauf, dass sie für ihre Größe fest und schwer sind, was auf Saftigkeit schließen lässt. Eine helle Farbe ohne Flecken ist ebenfalls ein gutes Zeichen für Frische.

Orangen zerkleinern: Verwenden Sie einen Microplane oder einen Zester, um eine feine Schale zu erhalten, ohne das darunter liegende bittere weiße Mark mit einzubeziehen. Dadurch wird der Geschmack des Sorbets verbessert, ohne dass es bitter wird.

Süße anpassen: Je nach der Süße Ihrer Orangen können die Menge des Ahornsirups anpassen. Vor dem Einfrieren probieren und bei Bedarf anpassen!

Genießen Sie Ihr köstliches cremiges Orangensorbet! Dieses Rezept ist perfekt für eine
erfrischende Leckerei, die die leuchtenden Aromen von Zitrusfrüchten einfängt und gleichzeitig leicht und cremig ist!

Modellvariationen und Tipps

- Ninja Creami Original: Zweimal verarbeiten, wenn Sie eine cremigere Konsistenz bevorzugen.
- Ninja Creami Deluxe: Verwenden Sie die „Mix-In“-Funktion nach der Verarbeitung, umSchokoladenstückchen oder zerstoßene Nüsse hinzuzufügen.
- Ninja Creami Lite: Dieses Modell kann etwas längere Verarbeitungszeiten erfordern;prüfen Sie nach jedem Zyklus die gewünschte Konsistenz.
- Ninja Creami Pro: Verwenden Sie die „Gelato“-Funktion für ein noch dichteres und cremigeres Ergebnis.

Kapitel 4

VEGANE UND MILCHFREIE KÖSTLICHKEITEN

Seidentofu-Vanilleeis

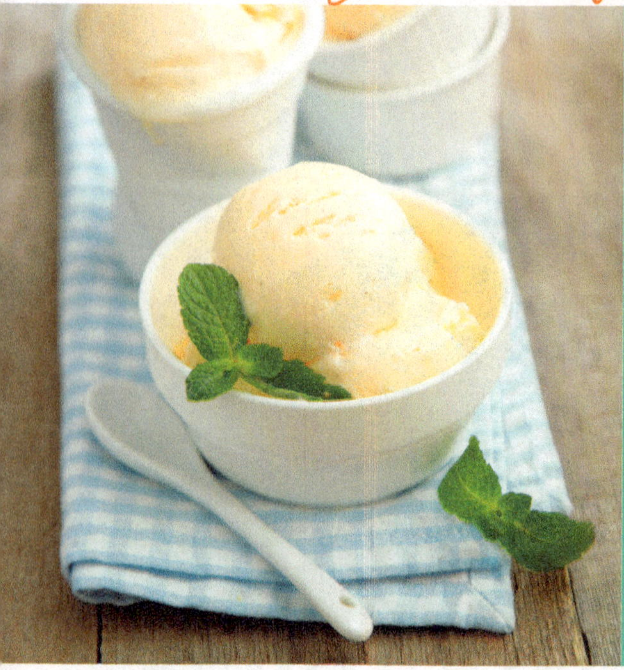

Zutaten:

- 1 Packung (340 g) Seidentofu (weich oder fest, je nach gewünschter Konsistenz)
- 240 ml ungesüßte Mandelmilch (oder eine andere pflanzliche Milch)
- 4 EL reiner Ahornsirup (oder Agavensirup für mehr Süße)
- 1 EL reiner Vanilleextrakt
- Eine Prise Meersalz
- Optional: 1 EL Speisestärke (für eine cremigere Textur)

Portionen

Ergibt etwa 4 Portionen (je 120 ml)

Zubereitung:

1. Basis mixen: Seidentofu, Mandelmilch, Ahornsirup, Vanilleextrakt und eine Prise Meersalz in einen Mixer geben. Wenn Sie Maisstärke für zusätzliche Cremigkeit verwenden, geben Sie diese ebenfalls in den Mixer. So lange pürieren, bis die Masse glatt und cremig ist.

2. Abschmecken und anpassen: Schmecken Sie die Mischung ab und passen Sie die Süße bei Bedarf durch Zugabe von mehr Ahornsirup an. Nochmals pürieren, wenn Sie etwas hinzufügen.

Nährwertaufschlüsselung:

Kalorien	120 g
Eiweiß	4 g
Kohlenhydrate	15 g
Zucker	8 g
Fette	5 g
Ballaststoffe	1 g
Vitamine und Mineralien	
Vitamin C	0% DV
Kalzium	15% DV
Eisen	4% DV

Zubereitung:

3. Mischung abkühlen lassen: Die Masse in eine Schüssel füllen und vor dem Einfrieren etwa 30 Minuten im Kühlschrank abkühlen lassen.
4. Basis einfrieren: Gießen Sie die Mischung in Ihren Ninja Creami Pint-Behälter. Stellen Sie sicher, dass er bis zur Fülllinie gefüllt ist, und frieren Sie ihn dann mindestens 24 Stunden lang ein.
5. Creami-Verarbeitung: Nach dem Einfrieren nehmen Sie den Behälter aus dem Gefrierschrank. Geben Sie ihn in Ihre Ninja Creami-Maschine, wählen Sie die Funktion „Eiscreme“ und verarbeiten Sie die Mischung, bis sie glatt ist.
6. Servieren oder aufbewahren: Für eine weiche Konsistenz sofort genießen oder für eine festere Konsistenz in den Gefrierschrank stellen.

DIÄTETISCHE BESCHRÄNKUNGEN

- Glutenfrei
- Nussfrei
- Vegan

VORLIEBEN

- Zuckerarm
- Molkereifrei

Ernährungswissenschaftlicher Expertentipp

Auswahl von Seidentofu: Achten Sie bei der Auswahl von Seidentofu auf Marken, die aus
biologischem Anbau stammen und nur wenige Zusatzstoffe enthalten. Weicher Tofu ergibt eine Eiscreme, während fester Tofu ein dichteres Ergebnis liefert.

Tipps zum Mixen: Vergewissern Sie sich, dass Ihr Mixer stark genug ist, um den Tofu vollständig und klumpenfrei pürieren. Für ein optimales Ergebnis sollten Sie bei Bedarf in mehreren Schritten mixen.

Geschmacksvariationen: Für zusätzlichen Geschmack können Sie auch andere Extrakte wie Mandel- oder Kokosnussextrakt untermischen oder Zutaten wie Kakaopulver für Schokoladeneis oder frische Fruchtpürees für fruchtige Variationen verwenden!

Genießen Sie Ihr cremiges Eis! Dieses Rezept ist perfekt für alle, nach einer gesünderen Alternative suchen, die trotzdem lecker und genussvoll ist!

Modellvariationen und Tipps

- Ninja Creami Original: Zweimal verarbeiten, wenn Sie eine cremigere Konsistenz bevorzugen.
- Ninja Creami Deluxe: Verwenden Sie die „Mix-In“-Funktion nach der Verarbeitung, um Schokoladenstückchen oder zerstoßene Nüsse hinzuzufügen.
- Ninja Creami Lite: Dieses Modell kann etwas längere Verarbeitungszeiten erfordern; prüfen Sie nach jedem Zyklus die gewünschte Konsistenz.
- Ninja Creami Pro: Verwenden Sie die „Gelato“-Funktion für ein noch dichteres und cremigeres Ergebnis.

Kokosnuss-Milch-Schokoladen-Eiscreme

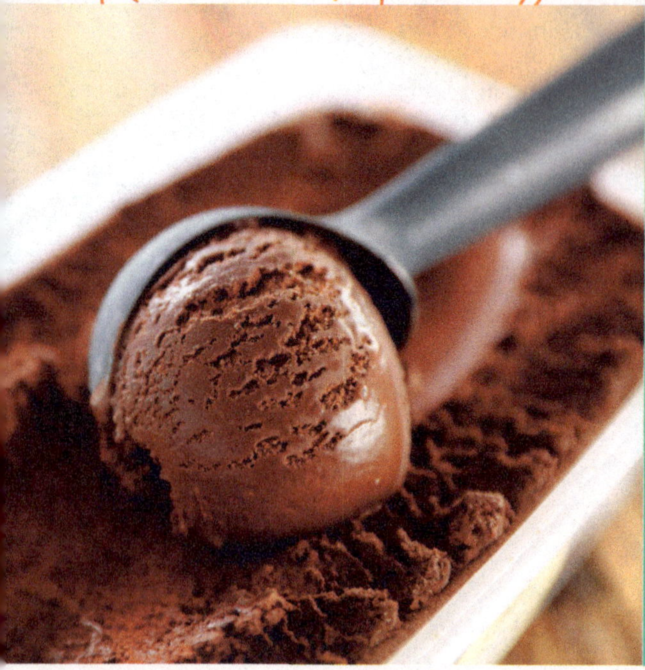

Zutaten:

- 1 Dose (400 ml) vollfette Kokosmilch
- 240 ml ungesüßte Mandelmilch (oder eine andere pflanzliche Milch)
- 6 EL ungesüßtes Kakaopulver
- 4 EL reiner Ahornsirup (oder Agavensirup für mehr Süße)
- 1 TL reiner Vanilleextrakt
- Eine Prise Meersalz
- Optional: 50 g Zartbitterschokoladenstückchen (milchfrei für die vegane Variante)

Portionen

Ergibt etwa 4 Portionen (je 120 ml)

Zubereitung:

1 Basis kombinieren: In einem mittelgroßen Topf Kokosmilch, Mandelmilch, Kakaopulver, Ahornsirup, Vanilleextrakt und eine Prise Meersalz bei mittlerer Hitze verquirlen. Umrühren, bis die Mischung gut vermischt ist und das Kakaopulver vollständig aufgelöst ist.

2 Gemisch abkühlen lassen: Nehmen Sie den Topf vom Herd und lassen Sie die Mischung auf Zimmertemperatur abkühlen. Zum schnelleren Abkühlen die Masse in eine Schüssel geben und etwa 30 Minuten in Kühlschrank stellen.

Nährwertaufschlüsselung:

Kalorien	180 g
Eiweiß	3 g
Kohlenhydrate	18 g
Zucker	7 g
Fette	11 g
Ballaststoffe	2 g
Vitamine und Mineralien	
Vitamin C	0% DV
Kalzium	10% DV
Eisen	10% DV

Zubereitung:

3 Schokoladenchips hinzufügen: Bei die Zartbitterschokoladenstückchen einrühren, sobald die Mischung abgekühlt ist.

4 Basis einfrieren: Gießen Sie die Mischung in Ihren Ninja Creami Pint-Behälter. Stellen Sie sicher, dass er bis zur Fülllinie gefüllt ist, und stellen Sie ihn dann mindestens 24 Stunden in den Gefrierschrank.

5 Creami-Verarbeitung: Nach dem Einfrieren nehmen Sie den Behälter aus dem Gefrierschrank. Geben Sie ihn in Ihre Ninja Creami-Maschine, wählen Sie die Funktion „Eiscreme“ und verarbeiten Sie die Mischung, bis sie glatt ist.

6 Servieren oder aufbewahren: Für eine weiche Konsistenz sofort genießen oder für eine festere Konsistenz in den Gefrierschrank stellen.

DIÄTETISCHE BESCHRÄNKUNGEN

- Glutenfrei
- Nussfrei
- Vegan

VORLIEBEN

- Zuckerarm
- Molkereifrei

Ernährungswissenschaftlicher Expertentipp

Wahl der Kokosmilch: Entscheiden Sie sich für Vollfett-Kokosmilch in Dosen statt in Kartons, um einen volleren Geschmack und eine cremigere Konsistenz zu erhalten. Überprüfen Sie die Etiketten, um sicherzustellen, dass keine Konservierungs- oder Füllstoffe zugesetzt sind.

Auswahl des Kakaopulvers: Achten Sie bei der Wahl des Kakaopulvers auf hochwertige ungesüßte Sorten, die reich an Antioxidantien sind. Holländisch verarbeiteter Kakao hat einen milderen Geschmack, während natürlicher Kakao einen intensiveren Schokoladengeschmack hat.

Optionen zum Süßen: Passen Sie die Menge des Ahornsirups an Ihren Geschmack an. Sie können auch reife Bananen verwenden, die in die Mischung gemischt werden, um sie natürlich zu süßen und gleichzeitig cremig zu machen!

Genießen Sie Ihre köstliche Kokosnuss-Milch-Schokoladen-Eiscreme! Dieses Rezept ist perfekt für Schokoladenliebhaber, die einen cremigen und köstlichen milchfreien Genuss suchen!

Modellvariationen und Tipps

- Ninja Creami Original: Zweimal verarbeiten, wenn Sie eine cremigere Konsistenz bevorzugen.
- Ninja Creami Deluxe: Verwenden Sie die „Mix-In“-Funktion nach der Verarbeitung, um zusätzliche Schokoladenstückchen oder Nüsse hinzuzufügen.
- Ninja Creami Lite: Dieses Modell kann etwas längere Verarbeitungszeiten erfordern; prüfen Sie nach jedem Zyklus die gewünschte Konsistenz.
- Ninja Creami Pro: Verwenden Sie die „Gelato“-Funktion für ein noch dichteres und cremigeres Ergebnis.

Bananen-Nizza-Creme

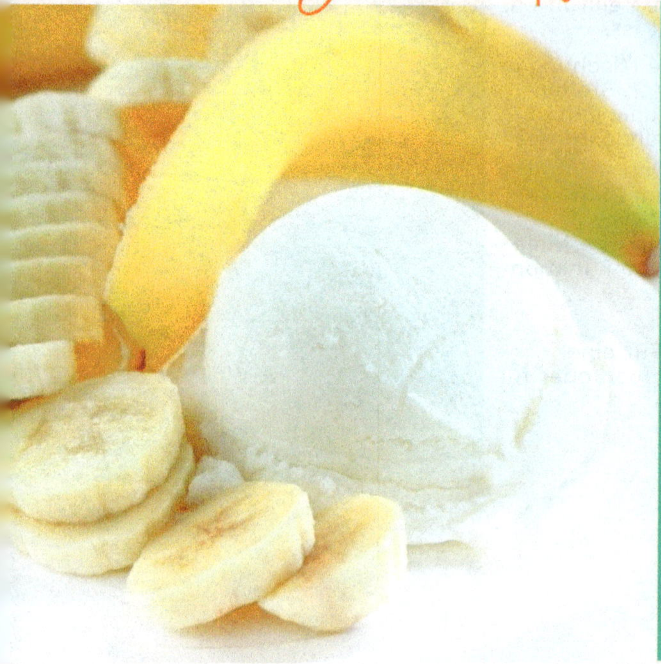

Zutaten:

- 4 reife Bananen (gefroren)
- 60 ml ungesüßte Mandelmilch (oder eine beliebige pflanzliche Milch, nach Bedarf anpassen)
- 1 TL reiner Vanilleextrakt
- Optional: 1 EL Nussbutter (z. B. Mandel- oder Erdnussbutter) für zusätzliche Cremigkeit und Geschmack
- Optional: Garnierungen wie Bananenscheiben, Nüsse oder Schokoladensplitter zum Servieren

Portionen

Ergibt etwa 4 Portionen (je 120 ml)

Zubereitung:

1. Bananen vorbereiten: Schälen Sie die reifen Bananen und schneiden Sie sie in kleine Stücke. Die Bananenscheiben in einer Schicht auf ein Backblech legen und mindestens 2 Stunden oder bis zum vollständigen Gefrieren in den Gefrierschrank stellen.

Nährwertaufschlüsselung:

Kalorien	90 g
Eiweiß	1 g
Kohlenhydrate	23 g
Zucker	12 g
Fette	0.5 g
Ballaststoffe	2 g
Vitamine und Mineralien	
Vitamin C	15% DV
Kalzium	2% DV
Eisen	2% DV

Zubereitung:

2 Basis pürieren: Die gefrorenen Bananenscheiben, die Mandelmilch, den Vanilleextrakt und die Nussbutter (falls verwendet) in einen Hochleistungsmixer oder eine Küchenmaschine geben. Pürieren, bis die Masse glatt und cremig ist. Möglicherweise müssen Sie anhalten und die Seiten abkratzen, um ein gleichmäßiges Mixen zu gewährleisten.

3 Konsistenz anpassen: Wenn die Mischung zu dickflüssig ist, fügen Sie ELweise etwas mehr Mandelmilch hinzu, bis Sie die gewünschte Konsistenz erreicht haben.

4 Sofort servieren: Genießen Sie die Bananen-Nizza-Creme sofort, um eine weiche Konsistenz zu erhalten. Alternativ können Sie die Creme in einen luftdichten Behälter füllen und für etwa 1 Stunde einfrieren, um eine festere Konsistenz zu erhalten.

5 Belag hinzufügen: Falls gewünscht, vor dem Servieren mit zusätzlichen Bananenscheiben, Nüssen oder Schokoladenstückchen garnieren.

DIÄTETISCHE BESCHRÄNKUNGEN

- Glutenfrei
- Nussfrei
- Vegan

VORLIEBEN

- Zuckerarm
- Molkereifrei

Ernährungswissenschaftlicher Expertentipp

Auswahl der Bananen: Für den besten Geschmack und die größte Süße sollten Sie sehr reife Bananen mit vielen braunen Stellen verwenden. Je reifer die Banane, desto süßer ist sie!

Bananen einfrieren: Achten Sie darauf, die Bananen vor dem Einfrieren in Scheiben zu schneiden, damit sie sich leichter zu einer cremigen Textur verbinden. Sie können überreife Bananen auch direkt in Schale einfrieren; lassen Sie sie vor der Verwendung einfach etwas antauen.

Geschmacksvariationen: Fühlen Sie sich frei, Ihre schöne Creme durch die Zugabe anderer Zutaten wie Kakaopulver für Schokoladengeschmack, Beeren für Fruchtigkeit oder Gewürze wie Zimt für zusätzlichen Geschmack anzupassen!

Genießen Sie Ihre köstliche Bananen-Nizza-Creme! Dieses Rezept ist perfekt für alle, die auf der Suche nach einer gesunden, cremigen Leckerei sind, die einfach zuzubereiten ist und voller natürlicher Süße steckt!

Modellvariationen und Tipps

- Ninja Creami Original: Zweimal verarbeiten, wenn Sie eine cremigere Konsistenz bevorzugen.
- Ninja Creami Deluxe: Verwenden Sie die „Mix-In"-Funktion nach der Verarbeitung, um zusätzliche Toppings wie Müsli oder frisches Obst hinzuzufügen.
- Ninja Creami Lite: Dieses Modell kann etwas längere Verarbeitungszeiten erfordern; prüfen Sie nach jedem Zyklus die gewünschte Konsistenz.
- Ninja Creami Pro: Verwenden Sie die „Gelato"-Funktion für ein noch dichteres und cremigeres Ergebnis.

Cashew-Butter-Karamell-Eiscreme

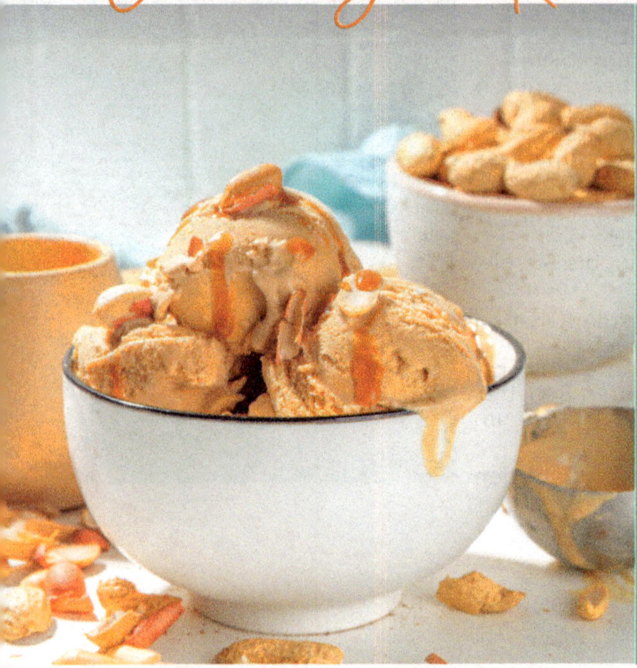

Zutaten:

Für die Eiscremebasis:

- 1 Dose (400 ml) vollfette Kokosmilch
- 240 ml ungesüßte Mandelmilch (oder eine andere pflanzliche Milch)
- 8 EL Cashewbutter (glatt und cremig)
- 4 EL reiner Ahornsirup (oder Agavensirup für mehr Süße)
- 1 TL reiner Vanilleextrakt
- Eine Prise Meersalz

Für den Karamellwirbel:

- 4 EL reiner Ahornsirup
- 2 EL Kokosnusscreme (aus einer Dose vollfetter Kokosmilch geschöpft)
- 1 TL Vanilleextrakt
- Eine Prise Meersalz

Portionen

Ergibt etwa 4 Portionen (je 120 ml)

Zubereitung:

1 Zutaten vermengen: In einem mittelgroßen Topf Kokosmilch, Mandelmilch, Cashewbutter, Ahornsirup, Vanilleextrakt und eine Prise Meersalz bei mittlerer Hitze verquirlen. Umrühren, bis die Mischung gut vermischt und glatt ist.

2 Gemisch abkühlen lassen: Vom Herd nehmen und die Mischung auf Zimmertemperatur abkühlen lassen. Zum schnelleren Abkühlen in eine Schüssel umfüllen und für etwa 30 Minuten in den Kühlschrank stellen.

Nährwertaufschlüsselung:

Kalorien	220 g
Eiweiß	3 g
Kohlenhydrate	20 g
Zucker	10 g
Fette	15 g
Ballaststoffe	2 g
Vitamine und Mineralien	
Vitamin C	0% DV
Kalzium	6% DV
Eisen	6% DV

Zubereitung:

3. Basis einfrieren: Gießen Sie die abgekühlte Mischung in Ihren Ninja Creami Pint-Behälter. Stellen Sie sicher, dass er bis zur Fülllinie gefüllt ist, und stellen Sie ihn dann mindestens 24 Stunden in den Gefrierschrank.
4. Karamell zubereiten: Ahornsirup, Kokossahne, Vanilleextrakt und eine Prise Meersalz in einem kleinen Topf bei niedriger Hitze vermengen. Umrühren, bis die Masse glatt und leicht eingedickt ist (etwa 5 Minuten). Vom Herd nehmen und abkühlen lassen.
5. Creami-Verarbeitung: Nach dem Einfrieren der Eiscremebasis nehmen Sie diese aus dem Gefrierfach. Geben Sie sie in Ihre Ninja Creami-Maschine, wählen Sie die Funktion „Eiscreme" und verarbeiten Sie sie, bis sie glatt ist.
6. Karamellwirbel hinzufügen: Nach der Verarbeitung die vorbereitete Karamellsauce mit einem Spatel vorsichtig unter das Eis heben, um einen Strudel zu erzeugen. Sie können die Sauce auch schichten, wenn Sie mehr Strudel bevorzugen.
7. Servieren oder aufbewahren: Für eine weiche Konsistenz sofort genießen oder für eine festere Konsistenz in den Gefrierschrank stellen.

DIÄTETISCHE BESCHRÄNKUNGEN

- Glutenfrei
- Nussfrei
- Vegan

VORLIEBEN

- Zuckerarm
- Molkereifrei

Ernährungswissenschaftlicher Expertentipp

Auswahl der Cashewbutter: Achten Sie auf natürliche Cashewbutter, die nur Cashews (und eventuell Salz) enthält. Vermeiden Sie Sorten mit Zucker- oder Ölzusatz, um eine gesündere Alternative zu erhalten.

Kokosnusscreme herstellen: Zur Herstellung von Kokosnusscreme eine Dose Kokosmilch über Nacht in den Kühlschrank stellen und die fest gewordene Creme oben herausschöpfen. Die restliche Flüssigkeit kann in Smoothies oder anderen Rezepten verwendet werden.

Anpassung der Süße: Sie können die Menge an Ahornsirup je nach Geschmacksvorliebe anpassen.Sie können auch Dattelpaste als natürliches Süßungsmittel für ein alternatives Geschmacksprofil verwenden!

Genießen Sie Ihre Cashew-Butter-Karamell-Eiscreme! Dieses Rezept ist perfekt für alle, sich nach einem cremigen Dessert mit reichhaltigen Aromen sehnen und dabei gesund und genussvoll bleiben wollen!

Modellvariationen und Tipps

- Ninja Creami Original: Zweimal verarbeiten, wenn Sie eine cremigere Konsistenz bevorzugen.
- Ninja Creami Deluxe: Verwenden Sie die „Mix-In"-Funktion nach der Verarbeitung, um zusätzlichen Karamellstreusel oder zerstoßene Nüsse hinzuzufügen.
- Ninja Creami Lite: Dieses Modell kann etwas längere Verarbeitungszeiten erfordern; prüfen Sie nach jedem Zyklus die gewünschte Konsistenz.
- Ninja Creami Pro: Verwenden Sie die „Gelato"-Funktion für ein noch dichteres und cremigeres Ergebnis.

Mandelmilch-Matcha-Eiscreme

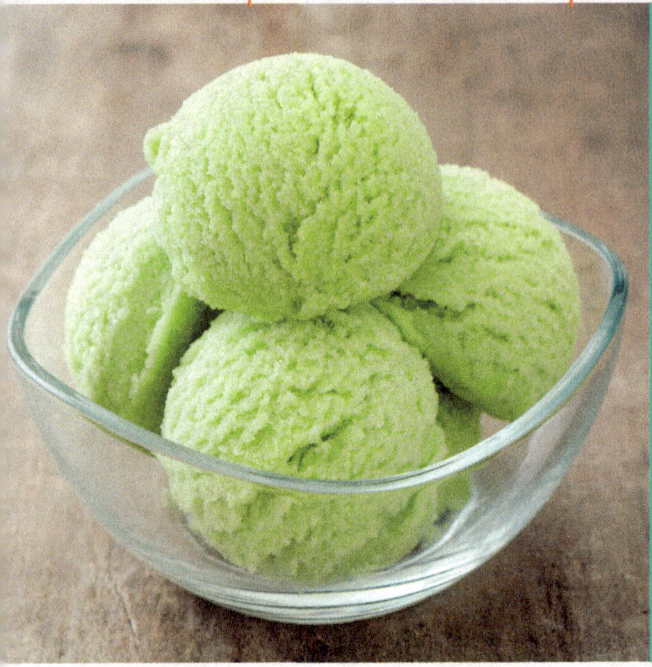

Zutaten:

- 480 ml ungesüßte Mandelmilch (oder eine andere pflanzliche Milch)
- 120 ml Vollfett-Kokosmilch (für die Cremigkeit; kann durch mehr Mandelmilch für eine leichtere Version ersetzt werden)
- 4 EL reiner Ahornsirup (oder Agavensirup für mehr Süße)
- 2 EL Matcha-Pulver in kulinarischer Qualität
- 1 TL reiner Vanilleextrakt
- Eine Prise Meersalz

Portionen

Ergibt etwa 4 Portionen (je 120 ml)

Zubereitung:

1. Zutaten vermengen: In einem mittelgroßen Topf Mandelmilch, Kokosmilch, Ahornsirup, Matcha-Pulver, Vanilleextrakt und eine Prise Meersalz bei mittlerer verquirlen. Umrühren, bis die Mischung gut vermischt und der Matcha vollständig aufgelöst ist.

2. Gemisch abkühlen lassen: Vom Herd nehmen und die Mischung auf Zimmertemperatur abkühlen lassen. Zum schnelleren Abkühlen in eine Schüssel umfüllen und für etwa 30 Minuten in den Kühlschrank stellen.

Nährwertaufschlüsselung:

Kalorien	120 g
Eiweiß	2 g
Kohlenhydrate	14 g
Zucker	6 g
Fette	6 g
Ballaststoffe	0 g
Vitamine und Mineralien	
Vitamin C	0% DV
Kalzium	10% DV
Eisen	4% DV

Zubereitung:

3 Basis einfrieren: Sobald sie abgekühlt ist, gießen Sie die Mischung in Ihren Ninja Creami Pint-Behälter. Stellen Sie sicher, dass er bis zur Fülllinie gefüllt ist, und stellen Sie ihn dann mindestens 24 Stunden in den Gefrierschrank.

4 Creami-Verarbeitung: Nach dem Einfrieren nehmen Sie den Behälter aus dem Gefrierschrank. Geben Sie ihn in Ihre Ninja Creami-Maschine, wählen Sie die Funktion „Eiscreme" und verarbeiten Sie die Mischung, bis sie glatt ist.

5 Servieren oder aufbewahren: Für eine weiche Konsistenz sofort genießen oder für eine festere Konsistenz in den Gefrierschrank stellen.

DIÄTETISCHE BESCHRÄNKUNGEN

- Glutenfrei
- Nussfrei
- Vegan

VORLIEBEN

- Zuckerarm
- Molkereifrei

Ernährungswissenschaftlicher Expertentipp

Auswahl des Matcha-Pulvers: Achten Sie auf hochwertiges Matcha-Pulver in kulinarischer Qualität, das eine leuchtend grüne Farbe hat. Je grüner, desto frischer ist es! Zeremonielles Matcha-Pulver eignet sich am besten zum Trinken, während kulinarisches Matcha-Pulver gut zum Backen und für Eiscreme geeignet ist.

Mischen von Matcha: Um beim Hinzufügen von Matcha-Pulver zu Flüssigkeiten ein Verklumpen zu vermeiden, sollten Sie es vor dem Mischen sieben oder mit einer kleinen Menge warmer Mandelmilch verquirlen, bis es glatt ist, bevor Sie es in die restliche Mischung einarbeiten.

Anpassung der Süße: Je nach Geschmacksvorliebe und Bitterkeit des Matcha-Pulvers können Sie die Menge des Ahornsirups anpassen. Sie können auch mit anderen natürlichen Süßungsmitteln wie Agavennektar oder Stevia experimentieren.

Genießen Sie Ihr erfrischendes Eis! Dieses Rezept ist perfekt für Matcha-Liebhaber, die nach einer cremigen Leckerei suchen, die sowohl lecker als auch gesund ist!

Modellvariationen und Tipps

- Ninja Creami Original: Zweimal verarbeiten, wenn Sie eine cremigere Konsistenz bevorzugen.
- Ninja Creami Deluxe: Verwenden Sie die „Mix-In"-Funktion nach der Verarbeitung, um gehackte Nüsse oder dunkle Schokoladenstückchen hinzuzufügen.
- Ninja Creami Lite: Dieses Modell kann etwas längere Verarbeitungszeiten erfordern; prüfen Sie nach jedem Zyklus die gewünschte Konsistenz.
- Ninja Creami Pro: Verwenden Sie die „Gelato"-Funktion für ein noch dichteres und cremigeres Ergebnis.

Kapitel 5

ZUCKERARME UND KETOGENE REZEPTE

Keto-Vanille-Eiscreme

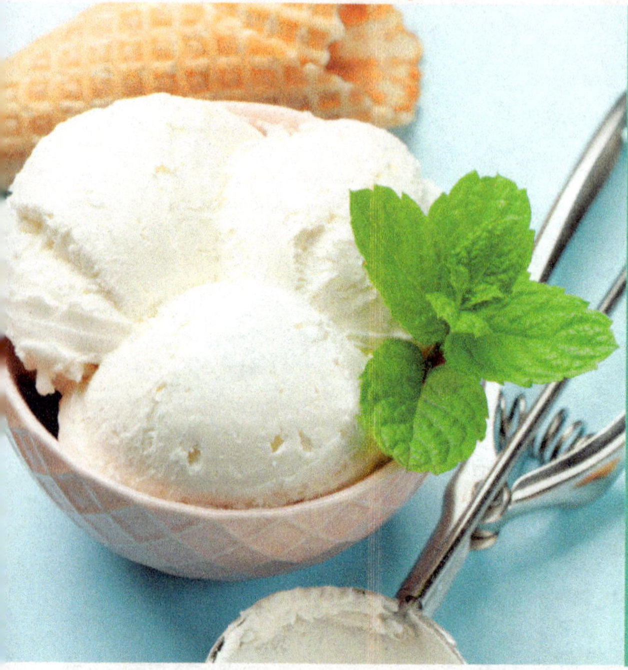

Zutaten:

- 480 ml ungesüßte Mandelmilch (oder Kokosmilch für eine cremigere Konsistenz)
- 240 ml Sahne (oder Kokosnusscreme für eine milchfreie Version)
- 8 EL Erythrit oder Ihr bevorzugtes ketofreundliches Süßungsmittel (nach Geschmack anpassen)
- 1 EL reiner Vanilleextrakt
- 1 Vanilleschote, aufgeschnitten und das Mark ausgekratzt (oder 2 TL Vanillemark)
- Eine Prise Meersalz

Portionen

Ergibt etwa 4 Portionen (je 120 ml)

Zubereitung:

1 Zutaten vermengen: In einem mittelgroßen Kochtopf Mandelmilch, Sahne, Erythrit, Vanilleextrakt und eine Prise Meersalz bei mittlerer Hitze verquirlen. Umrühren, bis der Süßstoff vollständig aufgelöst ist.

2 Vanilleschote hinzufügen: Vom Herd nehmen und das ausgekratzte Mark der Vanilleschote einrühren. Wenn Sie Vanillepaste verwenden, fügen Sie diese ebenfalls in diesem Stadium hinzu.

Nährwertaufschlüsselung:

Kalorien	220 g
Eiweiß	3 g
Kohlenhydrate	5 g
Zucker	0 g
Fette	22 g
Ballaststoffe	0 g
Vitamine und Mineralien	
Vitamin C	0% DV
Kalzium	10% DV
Eisen	2% DV

Zubereitung:

3 Gemisch abkühlen lassen: Lassen Sie die Mischung auf Zimmertemperatur abkühlen. Zum schnelleren Abkühlen in eine Schüssel umfüllen und für etwa 30 in den Kühlschrank stellen.

4 Basis einfrieren: Sobald sie abgekühlt ist, gießen Sie die Mischung in Ihren Ninja Creami Pint-Behälter. Stellen Sie sicher, dass er bis zur Fülllinie gefüllt ist, und stellen Sie ihn dann mindestens 24 Stunden in den Gefrierschrank.

5 Creami-Verarbeitung: Nach dem Einfrieren nehmen Sie den Behälter aus dem Gefrierschrank. Geben Sie ihn in Ihre Ninja Creami-Maschine, wählen Sie die Funktion „Eiscreme“ und verarbeiten Sie die Mischung, bis sie glatt ist.

6 Servieren oder aufbewahren: Für eine weiche Konsistenz sofort genießen oder für eine festere Konsistenz in den Gefrierschrank stellen.

DIÄTETISCHE BESCHRÄNKUNGEN

- Glutenfrei
- Nussfrei
- Zuckerfrei

VORLIEBEN

- Zuckerarm
- Molkereifreie Option verfügbar

Ernährungswissenschaftlicher Expertentipp

Auswahl der Süßungsmittel: Erythrit ist aufgrund seines niedrigen glykämischen Index und seiner geringen Auswirkungen auf den Blutzuckerspiegel eine beliebte Wahl für Keto-Rezepte. Sie können auch andere ketofreundliche Süßungsmittel wie Mönchsfrucht oder Stevia verwenden, wenn Sie dies bevorzugen.

Verwendung von Vanilleschoten vs. Extrakte: Die Verwendung echter Vanilleschoten bietet ein intensiveres Aroma als Extrakte. Wenn Sie nur Extrakte verwenden, erhöhen Sie die Menge leicht, um Ihr gewünschtes Geschmacksprofil zu erreichen.

Tipps zur Aufbewahrung: Reste in einem luftdichten Behälter im Gefrierschrank aufbewahren. Sollte es zu hart werden, lassen Sie es einige Minuten bei Raumtemperatur stehen, bevor Sie es aus der Form schöpfen, um es leichter servieren zu können.

Genießen Sie Ihr cremiges Keto-Vanille-Eis! Dieses Rezept ist perfekt für alle, die sich ketogen ernähren und ihre Naschkatzen mit einer köstlich reichhaltigen Leckerei befriedigen wollen!

Modellvariationen und Tipps

- Ninja Creami Original: Zweimal verarbeiten, wenn Sie eine cremigere Konsistenz bevorzugen.
- Ninja Creami Deluxe: Verwenden Sie die „Mix-In“-Funktion nach der Verarbeitung, um ketofreundliche Schokoladenstückchen oder Nüsse hinzuzufügen.
- Ninja Creami Lite: Dieses Modell kann etwas längere Verarbeitungszeiten erfordern; prüfen Sie nach jedem Zyklus die gewünschte Konsistenz.
- Ninja Creami Pro: Verwenden Sie die „Gelato“-Funktion für ein noch dichteres und cremigeres Ergebnis.

Schokoladen-Karamell-Eiscreme

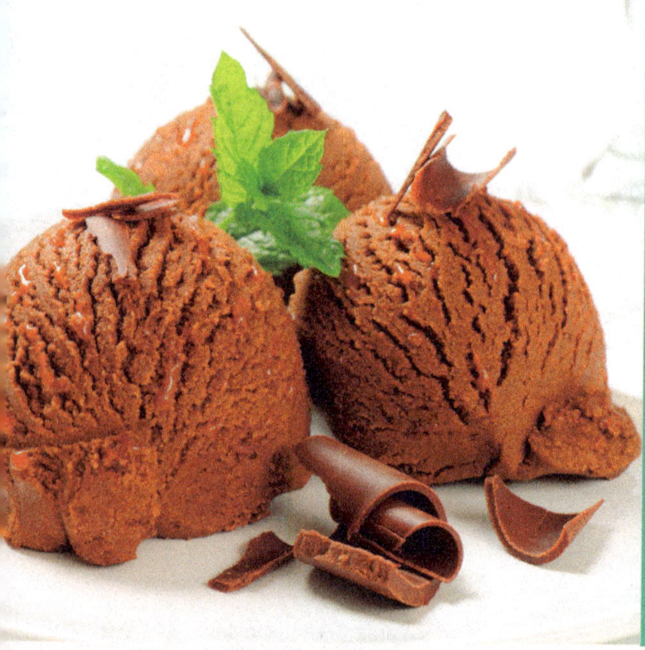

Zutaten:

- 480 ml ungesüßte Mandelmilch (oder Kokosmilch für eine cremigere Konsistenz)
- 240 ml Kokosmilch mit vollem Fettgehalt (oder Sahne für eine nicht-vegane Variante)
- 8 EL ungesüßtes Kakaopulver
- 8 EL Erythrit oder Ihr bevorzugtes zuckerfreies Süßungsmittel (nach Geschmack anpassen)
- 1 TL reiner Vanilleextrakt
- Eine Prise Meersalz
- Optional: 50 g zuckerfreie dunkle Schokoladensplitter (milchfrei für die vegane Variante)

Portionen

Ergibt etwa 4 Portionen (je 120 ml)

Zubereitung:

1 Zutaten vermengen: In einem mittelgroßen Kochtopf Mandelmilch, Kokosmilch, Kakaopulver, Erythrit, Vanilleextrakt und eine Prise Meersalz bei mittlerer Hitze verquirlen. Umrühren, bis die Mischung gut vermischt ist und der Süßstoff vollständig aufgelöst ist.

2 Gemisch abkühlen lassen: Vom Herd nehmen und die Mischung auf Zimmertemperatur abkühlen lassen. Zum schnelleren Abkühlen in eine Schüssel umfüllen und etwa 30 Minuten lang in den Kühlschrank stellen.

Nährwertaufschlüsselung:

Kalorien	150 g
Eiweiß	3 g
Kohlenhydrate	6 g
Zucker	0 g
Fette	12 g
Ballaststoffe	2 g
Vitamine und Mineralien	
Vitamin C	0% DV
Kalzium	8% DV
Eisen	6% DV

Zubereitung:

3 Schokoladenchips hinzufügen: Gegebenenfalls die zuckerfreien Zartbitterschokoladenstückchen einrühren, sobald die Mischung abgekühlt ist.

4 Basis einfrieren: Gießen Sie die Mischung in Ihren Ninja Creami Pint-Behälter. Stellen Sie sicher, dass er bis zur Fülllinie gefüllt ist, und frieren Sie ihn dann mindestens 24 Stunden lang ein.

5 Creami-Verarbeitung: Nach dem Einfrieren nehmen Sie den Behälter aus dem Gefrierschrank. Geben Sie ihn in Ihre Ninja Creami-Maschine, wählen Sie die Funktion „Eiscreme" und verarbeiten Sie die Mischung, bis sie glatt ist.

6 Servieren oder aufbewahren: Für eine weiche Konsistenz sofort genießen oder für eine festere Konsistenz in den Gefrierschrank stellen.

DIÄTETISCHE BESCHRÄNKUNGEN

- Glutenfrei
- Nussfrei
- Ketofreundlich
- Vegane Option verfügbar

VORLIEBEN

- Zuckerarm
- Molkereifrei

Ernährungswissenschaftlicher Expertentipp

Auswahl des Kakaopulvers: Entscheiden Sie sich für hochwertiges ungesüßtes Kakaopulver, das reich an Antioxidantien ist. Achten Sie auf Marken, die als „niederländisch verarbeitet" oder „natürlich" gekennzeichnet sind, je nachdem, welche Geschmacksintensität Sie bevorzugen.

Süßstoffe mit Bedacht verwenden: Erythrit ist eine beliebte Wahl für zuckerfreie Rezepte, da es einen niedrigen glykämischen Index hat und sich nur minimal auf den Blutzuckerspiegel auswirkt. Sie können auch andere ketofreundliche Süßungsmittel wie Mönchsfrucht oder Stevia verwenden, wenn Sie dies bevorzugen.

Tipps zur Aufbewahrung: Reste in einem luftdichten Behälter im Gefrierschrank aufbewahren. Wenn es zu hart wird, lassen Sie es einige Minuten bei Raumtemperatur stehen, bevor Sie es aus der Form schöpfen, um es leichter servieren zu können.

Genießen Sie Ihr reichhaltiges und genussvolles zuckerfreies Eis! Dieses Rezept ist perfekt, um Ihren Heißhunger auf Schokolade zu stillen, und das ganz ohne Zuckerzusatz!

Modellvariationen und Tipps

- Ninja Creami Original: Zweimal verarbeiten, wenn Sie eine cremigere Konsistenz bevorzugen.
- Ninja Creami Deluxe: Verwenden Sie die „Mix-In"-Funktion nach der Verarbeitung, um zusätzliche zuckerfreie Schokoladenstückchen oder Nüsse hinzuzufügen.
- Ninja Creami Lite: Dieses Modell kann etwas längere Verarbeitungszeiten erfordern; prüfen Sie nach jedem Zyklus die gewünschte Konsistenz.
- Ninja Creami Pro: Verwenden Sie die „Gelato"-Funktion für ein noch dichteres und cremigeres Ergebnis.

Stevia-gesüßtes Beeren-Sorbet

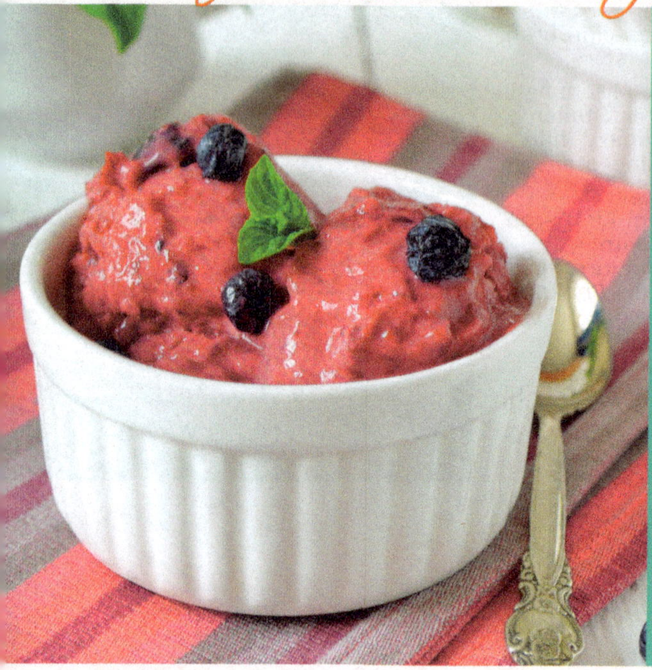

Zutaten:

- 450 g gemischte Beeren (frisch oder gefroren; Erdbeeren, Heidelbeeren, Himbeeren und Brombeeren)
- 240 ml Wasser
- 1/4 TL flüssiges Stevia (je nach Geschmack; oder gleichwertiges Stevia in Pulverform verwenden)
- Saft von 1 Zitrone (etwa 2 EL)
- Eine Prise Meersalz

Portionen

Ergibt etwa 4 Portionen (je 120 ml)

Zubereitung:

1. Beeren vorbereiten: Wenn Sie frische Beeren verwenden, spülen Sie sie unter kaltem Wasser ab. Wenn Sie gefrorene Beeren verwenden, lassen Sie sie etwas auftauen, damit sie leichter zu mixen sind.

2. Basis mixen: Die gemischten Beeren, Wasser, flüssiges Stevia, Zitronensaft und eine Prise Meersalz in einen Mixer geben. Pürieren, bis alles glatt und gut vermischt ist.

Nährwertaufschlüsselung:

Kalorien	50 g
Eiweiß	1 g
Kohlenhydrate	13 g
Zucker	5 g
Fette	0 g
Ballaststoffe	2 g
Vitamine und Mineralien	
Vitamin C	20% DV
Kalzium	2% DV
Eisen	2% DV

Zubereitung:

3 Abschmecken und Süße anpassen: Schmecken Sie die Mischung ab und passen Sie die Süße gegebenenfalls durch Zugabe von mehr Stevia an Ihre Vorlieben an.

4 Mischung abkühlen lassen: Die Masse in eine Schüssel geben und vor dem Einfrieren etwa 30 Minuten im Kühlschrank abkühlen lassen.

5 Basis einfrieren: Gießen Sie die Beerenmischung in Ihren Ninja Creami Pint-Behälter. Stellen Sie sicher, dass er bis zur Fülllinie gefüllt ist, und stellen Sie ihn dann mindestens 24 Stunden in den Gefrierschrank.

6 Creami-Verarbeitung: Nach dem Einfrieren den Behälter aus dem Gefrierfach nehmen. Geben Sie ihn in Ihre Ninja Creami-Maschine, wählen Sie die Funktion „Sorbet" und verarbeiten Sie die Mischung, bis sie glatt ist.

7 Servieren oder aufbewahren: Für eine erfrischende Sorbet-Textur sofort genießen oder für eine festere Konsistenz in den Gefrierschrank stellen.

DIÄTETISCHE BESCHRÄNKUNGEN

- Glutenfrei
- Nussfrei
- Vegan

VORLIEBEN

- Zuckerarm
- Molkereifrei
- Ketofreundlich

Ernährungswissenschaftlicher Expertentipp

Auswahl der Beeren: Achten Sie bei der Auswahl der Beeren auf leuchtende Farben und eine feste Konsistenz. Vermeiden Sie Beeren, die matschig sind oder Schimmel aufweisen. Frische Beeren sollten duften und prall sein, gefrorene Beeren sollten keine Eiskristalle aufweisen.

Ausgewogene Aromen: Die Kombination verschiedener Beeren verbessert nicht nur den Geschmack, sondern erhöht auch den Gehalt an Antioxidantien. Sie können die Beerensorten nach Belieben anpassen, je nachdem, was Sie zur Verfügung haben oder bevorzugen!

Stevia mit Bedacht verwenden: Stevia ist viel süßer als Zucker. Beginnen Sie daher mit einer kleinen Menge und passen Sie es an Ihre Geschmacksvorlieben an. Wenn Sie Stevia-Pulver verwenden, beachten Sie die Anweisungen auf der Verpackung, um das Verhältnis der Süßkraft zu ermitteln.

Genießen Sie Ihr erfrischendes, mit Stevia gesüßtes Beeren-Sorbet! Dieses Rezept ist perfekt für alle, die ein leichtes Dessert suchen, das lecker und zuckerarm ist!

Modellvariationen und Tipps

- Ninja Creami Original: Zweimal verarbeiten, wenn Sie eine glattere Konsistenz bevorzugen.
- Ninja Creami Deluxe: Verwenden Sie die „Mix-In"-Funktion nach der Verarbeitung, um frische Fruchtstücke oder Nüsse hinzuzufügen, um die Konsistenz zu verbessern.
- Ninja Creami Lite: Dieses Modell kann etwas längere Verarbeitungszeiten erfordern; prüfen Sie nach jedem Zyklus die gewünschte Konsistenz.
- Ninja Creami Pro: Verwenden Sie die Funktion „Sorbet" für optimale Ergebnisse bei Sorbets auf Fruchtbasis.

Kohlenhydratarmes Zitronen-Käsekuchen-Eis

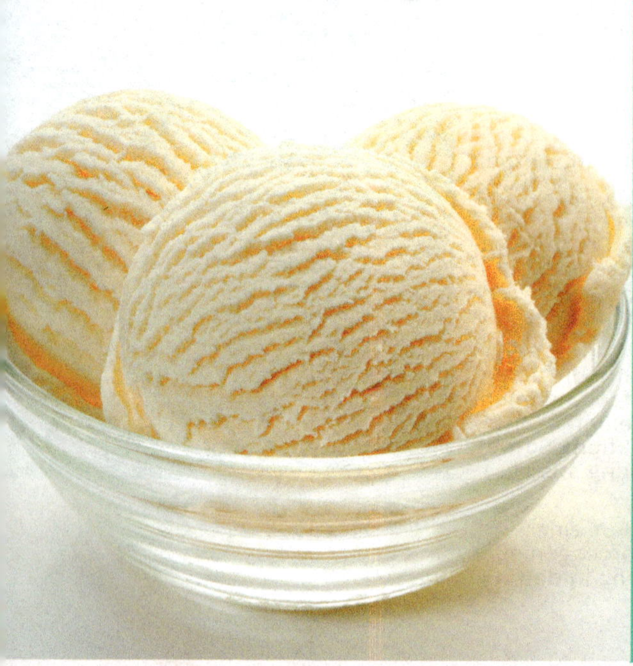

Zutaten:

- 225 g Frischkäse (erweicht; für eine vegane Variante milchfreien Frischkäse verwenden)
- 240 ml ungesüßte Mandelmilch (oder Kokosmilch für eine cremigere Konsistenz)
- 8 EL Erythrit oder Ihr bevorzugtes kohlenhydratarmes Süßungsmittel (je nach Geschmack)
- 1 EL Zitronenschale (etwa 1 große Zitrone)
- 60 ml frischer Zitronensaft (etwa 1 große Zitrone)
- 1 TL reiner Vanilleextrakt
- Eine Prise Meersalz

Portionen

Ergibt etwa 4 Portionen (je 120 ml)

Zubereitung:

1 Basis mischen: In einer Rührschüssel den weichen Frischkäse, die Mandelmilch, das Erythrit, die Zitronenschale, den Zitronensaft, den Vanilleextrakt und eine Prise Meersalz vermengen. Mit einem elektrischen Mixer oder einem Pürierstab mixen, bis die Masse glatt und cremig ist.

2 Mischung abkühlen lassen: Die Masse in eine Schüssel füllen und vor dem Einfrieren etwa 30 Minuten im Kühlschrank abkühlen lassen.

Nährwertaufschlüsselung:

Kalorien	180 g
Eiweiß	4 g
Kohlenhydrate	5 g
Zucker	1 g
Fette	16 g
Ballaststoffe	0 g
Vitamine und Mineralien	
Vitamin C	2% DV
Kalzium	10% DV
Eisen	2% DV

Zubereitung:

3 Basis einfrieren: Gießen Sie die gekühlte Mischung in Ihren Ninja Creami Pint-Behälter. Stellen Sie sicher, dass er bis zur Fülllinie gefüllt ist, und stellen Sie ihn dann mindestens 24 Stunden in den Gefrierschrank.

4 Creami-Verarbeitung: Nach dem Einfrieren nehmen Sie den Behälter aus dem Gefrierschrank. Geben Sie ihn in Ihre Ninja Creami-Maschine, wählen Sie die Funktion „Eiscreme" und verarbeiten Sie die Mischung, bis sie glatt ist.

5 Servieren oder aufbewahren: Für eine weiche Konsistenz sofort genießen oder für eine festere Konsistenz in den Gefrierschrank stellen.

DIÄTETISCHE BESCHRÄNKUNGEN

- Glutenfrei
- Nussfrei
- Ketofreundlich
- Zuckerfrei

VORLIEBEN

- Zuckerarm
- Molkereifreie Option verfügbar

Ernährungswissenschaftlicher Expertentipp

Auswahl des Frischkäses: Entscheiden Sie sich bei der Auswahl von Frischkäse für Vollfettsorten, die einen reicheren Geschmack und eine cremigere Textur aufweisen. Bei milchfreien Varianten sollten Sie nach Marken suchen, die mit Cashews oder Mandeln ohne Zuckerzusatz hergestellt werden.

Zitronen zerkleinern: Verwenden Sie einen Microplane oder einen Zestenreißer, um eine feine Schale zu erhalten, ohne bittere weiße Mark darunter zu entfernen. Dadurch wird der Geschmack Ihres Eises verbessert, ohne dass es bitter wird.

Anpassung der Süße: Je nach Geschmacksvorliebe und Schärfegrad der Zitronen können Sie die Menge des verwendeten Erythrits nach Belieben anpassen. Sie können auch mit anderen kohlenhydratarmen Süßungsmitteln wie Mönchsfrucht oder Stevia experimentieren.

Genießen Sie Ihr köstliches kohlenhydratarmes Eis! Dieses Rezept ist perfekt für alle, die sich ketogen ernähren und dabei eine cremige und würzige Leckerei genießen wollen!

Modellvariationen und Tipps

- Ninja Creami Original: Zweimal verarbeiten, wenn Sie eine cremigere Konsistenz bevorzugen.
- Ninja Creami Deluxe: Verwenden Sie die „Mix-In"-Funktion nach der Verarbeitung, um zerkleinerte Nüsse oder zuckerfreie Graham-Cracker-Krümel für einen Käsekuchen- Krusteneffekt hinzuzufügen.
- Ninja Creami Lite: Dieses Modell kann etwas längere Verarbeitungszeiten erfordern; prüfen Sie nach jedem Zyklus die gewünschte Konsistenz.
- Ninja Creami Pro: Verwenden Sie die „Gelato"-Funktion für ein noch dichteres und cremigeres Ergebnis.

Mandel-Joy-Eiscreme

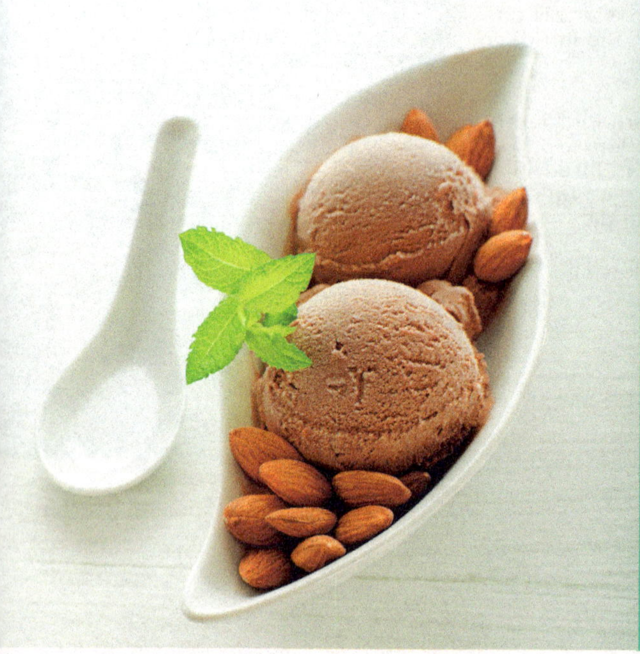

Zutaten:

Für die Eiscremebasis:

- 1 Dose (400 ml) vollfette Kokosmilch
- 240 ml ungesüßte Mandelmilch (oder eine andere pflanzliche Milch)
- 4 EL reines Kakaopulver
- 4 EL reiner Ahornsirup (oder Agavensirup für mehr Süße)
- 1 TL reiner Vanilleextrakt
- Eine Prise Meersalz

Für die Beigaben:

- 100 g ungesüßte Kokosraspeln
- 100 g geröstete Mandeln (gehackt; für eine gesündere Variante ungesalzene verwenden)
- Optional: 50 g zuckerfreie dunkle Schokoladensplitter

Portionen

Ergibt etwa 4 Portionen (je 120 ml)

Zubereitung:

1 Zutaten vermengen: In einem mittelgroßen Topf Kokosmilch, Mandelmilch, Kakaopulver, Ahornsirup, Vanilleextrakt und eine Prise Meersalz bei mittlerer Hitze verquirlen. Umrühren, bis die Mischung gut vermischt und glatt ist.

2 Gemisch abkühlen lassen: Vom Herd nehmen und die Mischung auf Zimmertemperatur abkühlen lassen. Zum schnelleren Abkühlen in eine Schüssel umfüllen und etwa 30 Minuten lang in den Kühlschrank stellen.

Nährwertaufschlüsselung:

Kalorien	220 g
Eiweiß	3 g
Kohlenhydrate	14 g
Zucker	5 g
Fette	18 g
Ballaststoffe	3 g
Vitamine und Mineralien	
Vitamin C	0% DV
Kalzium	8% DV
Eisen	6% DV

Zubereitung:

3 Basis einfrieren: Gießen Sie die abgekühlte Mischung in Ihren Ninja Creami Pint-Behälter. Stellen Sie sicher, dass er bis zur Fülllinie gefüllt ist, und stellen Sie ihn dann mindestens 24 Stunden in den Gefrierschrank.

4 Mix-Ins vorbereiten: Sobald die Eisbasis gefroren ist, die Mandeln hacken und die Kokosraspeln und Schokoladenstückchen (falls verwendet) vorbereiten.

5 Creami-Verarbeitung: Nach dem Einfrieren nehmen Sie den Behälter aus dem Gefrierschrank. Geben Sie ihn in Ihre Ninja Creami-Maschine, wählen Sie die Funktion „Eiscreme“ und verarbeiten Sie die Mischung, bis sie glatt ist.

6 Mix-Ins hinzufügen: Nach der Verarbeitung die gehackten Mandeln, Kokosraspeln und Zartbitterschokoladenstückchen mit einem Spatel vorsichtig unter das Eis heben.

7 Servieren oder aufbewahren: Für eine weiche Konsistenz sofort genießen oder für eine festere Konsistenz in den Gefrierschrank stellen.

DIÄTETISCHE BESCHRÄNKUNGEN

- Glutenfrei
- Nussfrei (bei Verwendung von Samenbutter)
- Vegane Option verfügbar

VORLIEBEN

- Zuckerarm
- Molkereifrei

Ernährungswissenschaftlicher Expertentipp

Wahl der Kokosmilch: Entscheiden Sie sich für Vollfett-Kokosmilch in Dosen statt in Kartons, um einen volleren Geschmack und eine cremigere Konsistenz zu erhalten. Überprüfen Sie die Etiketten, um sicherzustellen, dass keine Konservierungs- oder Füllstoffe zugesetzt sind.

Verwendung von Kakaopulver: Achten Sie bei der Auswahl von Kakaopulver auf hochwertige ungesüßte Sorten, die reich an Antioxidantien sind. Niederländisch verarbeiteter Kakao hat einen milderen Geschmack, während natürlicher Kakao einen intensiveren Schokoladengeschmack hat.

Anpassung der Süße: Je nach Geschmacksvorliebe können Sie die Menge des Ahornsirups nach Belieben anpassen. Sie können auch andere Süßungsmittel wie Stevia oder Erythrit verwenden, wenn Sie einen geringeren Zuckergehalt bevorzugen.

Genießen Sie Ihre köstliche Mandel-Joy-Eiscreme! Dieses Rezept ist perfekt für alle, die die Kombination von Schokolade, Kokosnuss und Mandeln in einer cremigen Leckerei lieben!

Modellvariationen und Tipps

- Ninja Creami Original: Zweimal verarbeiten, wenn Sie eine cremigere Konsistenz bevorzugen.
- Ninja Creami Deluxe: Verwenden Sie nach der Verarbeitung die Funktion „Mix-In“, um eine gleichmäßige Verteilung der Zutaten zu gewährleisten.
- Ninja Creami Lite: Dieses Modell kann etwas längere Verarbeitungszeiten erfordern; prüfen Sie nach jedem Zyklus die gewünschte Konsistenz.
- Ninja Creami Pro: Verwenden Sie die „Gelato“-Funktion für ein noch dichteres und cremigeres Ergebnis.

Hallo!

Ich hoffe, dir gefällt mein Buch bisher! Ich würde mich riesig freuen, wenn du eine kurze Rezension bei Amazon hinterlassen könntest.

Scanne dafür einfach den Code unten mit deiner Handykamera oder gib den Link darunter in deinem Webbrowser ein.

https://go.binnovatedigital.com/ncdeutsche

Liebe Grüße!

- Clara

Kapitel 6

PROTEINREICHE LECKEREIEN

Griechisches Joghurteis mit Proteingehalt

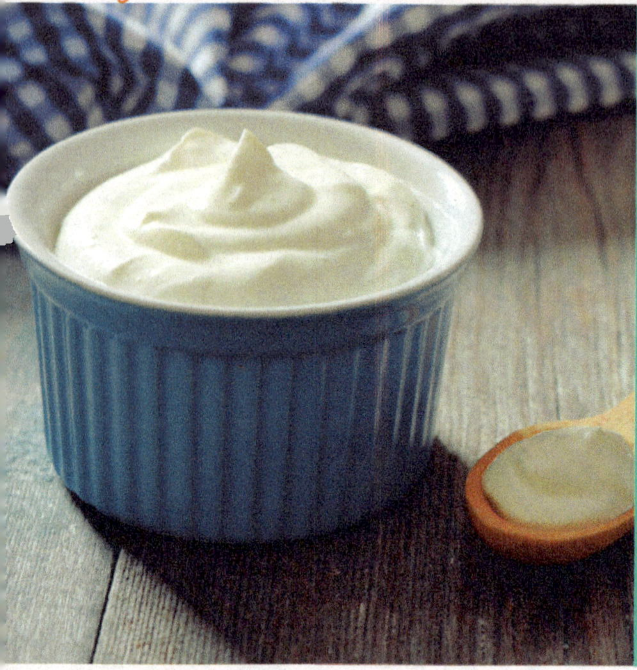

Zutaten:

- 560 g griechischer Joghurt (fettfrei oder vollfett, je nach Vorliebe)
- 240 ml ungesüßte Mandelmilch (oder eine andere Milch nach Wahl)
- 4 EL Honig oder Ahornsirup (je nach Geschmack; für weniger Zucker kann auch zuckerfreier Süßstoff verwendet werden)
- 1 TL reiner Vanilleextrakt
- 1/4 TL Salz
- Optional: 8 EL Mix-Ins z. B. Schokoladenstückchen, Beeren, Nüsse

Portionen

Ergibt etwa 4 Portionen (je 120 ml)

Zubereitung:

1 Zutaten vermengen: In einer Rührschüssel griechischen Joghurt, Mandelmilch, Honig (oder Ahornsirup), Vanilleextrakt und Salz verrühren, bis eine glatte Masse entsteht.

2 Abschmecken und Süße anpassen: Schmecken Sie die Mischung ab und passen Sie die Süße gegebenenfalls an, indem Sie mehr Honig oder Süßstoff nach Belieben
hinzufügen.

Nährwertaufschlüsselung:

Kalorien	130 g
Eiweiß	10 g
Kohlenhydrate	14 g
Zucker	8 g
Fette	3 g
Ballaststoffe	0 g
Vitamine und Mineralien	
Vitamin C	0% DV
Kalzium	15% DV
Eisen	2% DV

Zubereitung:

3 Mischung abkühlen: Die besten Ergebnisse erzielen Sie, wenn Sie die Mischung vor dem Einfrieren etwa 30 Minuten im Kühlschrank abkühlen lassen, damit sie kalt ist.

4 Basis einfrieren: Gießen Sie die Mischung in Ihren Ninja Creami Pint-Behälter. Stellen Sie sicher, dass er bis zur Fülllinie gefüllt ist, und frieren Sie ihn dann mindestens 24 Stunden lang ein.

5 Creami-Verarbeitung: Nach dem Einfrieren nehmen Sie den Behälter aus dem Gefrierschrank. Geben Sie ihn in Ihre Ninja Creami-Maschine, wählen Sie die Funktion „Eiscreme" und verarbeiten Sie die Mischung, bis sie glatt ist.

6 Beigemischte Zutaten hinzufügen: Wenn Sie Zutaten wie Schokoladenstückchen oder Früchte verwenden, heben Sie diese nach der Verarbeitung vorsichtig unter das Eis.

7 Servieren oder aufbewahren: Für eine weiche Konsistenz sofort genießen oder für eine festere Konsistenz in den Gefrierschrank stellen.

DIÄTETISCHE BESCHRÄNKUNGEN

- Glutenfrei
- Nussfrei
- Vegetarisch

VORLIEBEN

- Zuckerarm
- Hoher Eiweißgehalt

Ernährungswissenschaftlicher Expertentipp

Auswahl von griechischem Joghurt: Entscheiden Sie sich für normalen griechischen Joghurt ohne Zuckerzusatz, um den besten Geschmack und gesundheitlichen Nutzen zu erzielen. Vollfettversionen bieten eine cremigere Textur, während fettfreie Varianten weniger Kalorien haben.

Süßstoff-Optionen: Wenn Sie den Zuckerkonsum reduzieren möchten, können Sie zuckerfreie Süßstoffe wie Erythrit oder Mönchsfrucht verwenden. Passen Sie die Menge an Ihre Geschmacksvorlieben an.

Ideen zum Untermischen: Für zusätzlichen Geschmack und Nährwert können Sie frische Früchte wie Erdbeeren oder Blaubeeren, Nüsse für den Knackpunkt oder dunkle Schokoladenstückchen für den Genuss untermischen!

Genießen Sie Ihr köstliches, proteinreiches griechisches Eis! Dieses Rezept ist perfekt für alle, die eine cremige Leckerei suchen, die viel Eiweiß und wenig Zucker enthält!

Modellvariationen und Tipps

- Ninja Creami Original: Zweimal verarbeiten, wenn Sie eine cremigere Konsistenz bevorzugen.
- Ninja Creami Deluxe: Verwenden Sie die „Mix-In"-Funktion nach der Verarbeitung, um alle zusätzlichen Zutaten gleichmäßig zu verteilen.
- Ninja Creami Lite: Dieses Modell kann etwas längere Verarbeitungszeiten erfordern; prüfen Sie nach jedem Zyklus die gewünschte Konsistenz.
- Ninja Creami Pro: Verwenden Sie die „Gelato"-Funktion für ein noch dichteres und cremigeres Ergebnis.

Erdnussbutter-Eiweiß-Eiscreme

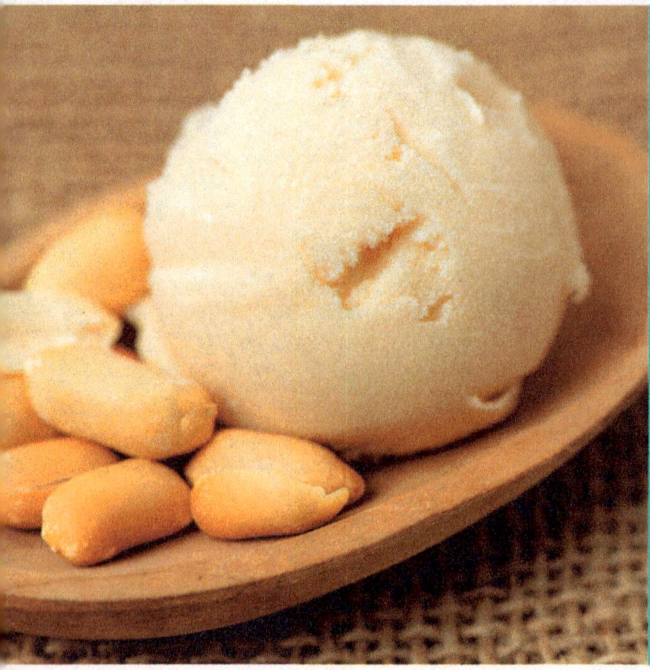

Zutaten:

- 560 g griechischer Joghurt (fettfrei oder vollfett, je nach Vorliebe)
- 240 ml ungesüßte Mandelmilch (oder eine andere Milch nach Wahl)
- 120 g natürliche Erdnussbutter (oder Mandelbutter für eine nussfreie Variante)
- 4 EL Honig oder Ahornsirup (je nach Geschmack; für weniger Zucker kann auch zuckerfreier Süßstoff verwendet werden)
- 1 TL reiner Vanilleextrakt
- Eine Prise Meersalz
- Optional: 4 EL Mix Ins z.B. Schokoladenchips oder gehackte Erdnüsse

Portionen

Ergibt etwa 4 Portionen (je 120 ml)

Zubereitung:

1 Zutaten vermengen: In einer Rührschüssel den griechischen Joghurt, die Mandelmilch, die Erdnussbutter, den Honig (oder Ahornsirup), den Vanilleextrakt und eine Prise Meersalz verrühren, bis eine glatte Masse entstanden ist.

2 Abschmecken und Süße anpassen: Schmecken Sie die Mischung ab und passen Sie die Süße gegebenenfalls an, indem Sie mehr Honig oder Süßstoff nach Belieben hinzufügen.

Nährwertaufschlüsselung:

Kalorien	220 g
Eiweiß	12 g
Kohlenhydrate	16 g
Zucker	5 g
Fette	14 g
Ballaststoffe	2 g
Vitamine und Mineralien	
Vitamin C	0% DV
Kalzium	15% DV
Eisen	4% DV

Zubereitung:

3. Mischung abkühlen: Die besten Ergebnisse erzielen Sie, wenn Sie die Mischung vor dem Einfrieren etwa 30 Minuten im Kühlschrank abkühlen lassen, damit sie kalt ist.
4. Basis einfrieren: Gießen Sie die Mischung in Ihren Ninja Creami Pint-Behälter. Stellen Sie sicher, dass er bis zur Fülllinie gefüllt ist, und frieren Sie ihn dann mindestens 24 Stunden lang ein.
5. Creami-Verarbeitung: Nach dem Einfrieren nehmen Sie den Behälter aus dem Gefrierschrank. Geben Sie ihn in Ihre Ninja Creami-Maschine, wählen Sie die Funktion „Eiscreme“ und verarbeiten Sie die Mischung, bis sie glatt ist.
6. Beigemischte Zutaten hinzufügen: Wenn Sie Schokoladensplitter oder gehackte Erdnüsse verwenden, heben Sie diese nach der Verarbeitung vorsichtig unter die Eiscreme.
7. Servieren oder aufbewahren: Für eine weiche Konsistenz sofort genießen oder für eine festere Konsistenz in den Gefrierschrank stellen.

DIÄTETISCHE BESCHRÄNKUNGEN

- Glutenfrei
- Nussfrei (bei Verwendung von Samenbutter)
- Vegetarisch

VORLIEBEN

- Zuckerarm
- Hoher Eiweißgehalt

Ernährungswissenschaftlicher Expertentipp

Auswahl der Erdnussbutter: Entscheiden Sie sich für natürliche Erdnussbutter, die nur Erdnüsse (und eventuell Salz) enthält. Vermeiden Sie Sorten mit Zucker- oder Ölzusatz, um eine gesündere Alternative zu erhalten.

Süßstoff-Optionen: Wenn Sie den Zuckerkonsum reduzieren möchten, können Sie zuckerfreie Süßstoffe wie Erythrit oder Mönchsfrucht verwenden. Passen Sie die Menge an Ihre Geschmacksvorlieben an.

Ideen zum Untermischen: Für zusätzlichen Geschmack und Nährwert können Sie Mini-Schokoladenchips, zerkleinerte Brezeln für einen salzigen Crunch oder sogar einen Spritzer zuckerfreie Schokoladensauce untermischen!

Genießen Sie Ihr cremiges Eis! Dieses Rezept ist perfekt für alle, die eine köstliche Leckerei mit hohem Proteingehalt und Erdnussbuttergeschmack suchen!

Modellvariationen und Tipps

- Ninja Creami Original: Zweimal verarbeiten, wenn Sie eine cremigere Konsistenz bevorzugen.
- Ninja Creami Deluxe: Verwenden Sie die „Mix-In“-Funktion nach der Verarbeitung, um alle zusätzlichen Zutaten gleichmäßig zu verteilen.
- Ninja Creami Lite: Dieses Modell kann etwas längere Verarbeitungszeiten erfordern; prüfen Sie nach jedem Zyklus die gewünschte Konsistenz.
- Ninja Creami Pro: Verwenden Sie die „Gelato“-Funktion für ein noch dichteres und cremigeres Ergebnis.

Schokoladen-Molkeeis

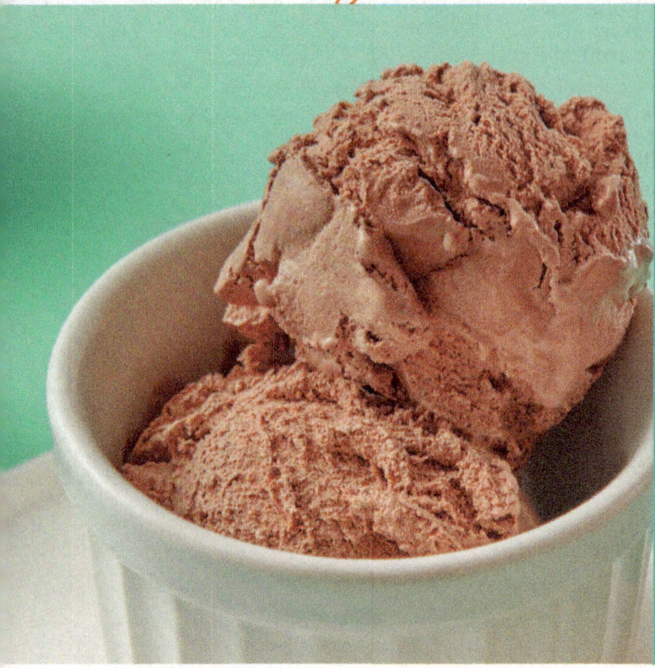

Zutaten:

- 480 ml ungesüßte Mandelmilch (oder eine andere Milch nach Wahl)
- 225 g griechischer Naturjoghurt (fettfrei oder vollfett, je nach Vorliebe)
- EL Schokoladen-Molkenproteinpulver (oder pflanzliches Proteinpulver)
- 4 EL ungesüßtes Kakaopulver
- 4 EL Erythrit oder Ihr bevorzugtes kohlenhydratarmes Süßungsmittel (je nach
- Geschmack)
- 1 TL reiner Vanilleextrakt
- Eine Prise Meersalz
- Optional: 4 EL Mix Ins z.B. zuckerfreie Schokoladenstückchen oder gehackte Nüsse

Portionen

Ergibt etwa 4 Portionen (je 120 ml)

Zubereitung:

1 Zutaten vermengen: In einer Rührschüssel Mandelmilch, griechischen Joghurt, Schokoladenmolkenproteinpulver, Kakaopulver, Erythrit, Vanilleextrakt und eine Prise Meersalz verrühren, bis eine glatte Masse entsteht.

2 Abschmecken und Süße anpassen: Schmecken Sie die Mischung ab und passen Sie die Süße gegebenenfalls an, indem Sie mehr Erythrit oder Süßstoff nach Belieben hinzufügen.

Nährwertaufschlüsselung:

Kalorien	160 g
Eiweiß	15 g
Kohlenhydrate	10 g
Zucker	3 g
Fette	5 g
Ballaststoffe	2 g
Vitamine und Mineralien	
Vitamin C	0% DV
Kalzium	15% DV
Eisen	4% DV

Zubereitung:

3 Mischung abkühlen: Die besten Ergebnisse erzielen Sie, wenn Sie die Mischung vor dem Einfrieren etwa 30 Minuten lang im Kühlschrank abkühlen lassen, damit sie kalt ist.

4 Basis einfrieren: Gießen Sie die Mischung in Ihren Ninja Creami Pint-Behälter. Stellen Sie sicher, dass er bis zur Fülllinie gefüllt ist, und frieren Sie ihn dann mindestens 24 Stunden lang ein.

5 Creami-Verarbeitung: Nach dem Einfrieren nehmen Sie den Behälter aus dem Gefrierschrank. Geben Sie ihn in Ihre Ninja Creami-Maschine, wählen Sie die Funktion „Eiscreme" und verarbeiten Sie die Mischung, bis sie glatt ist.

6 Beigemischte Zutaten hinzufügen: Wenn Sie Schokoladensplitter oder gehackte Nüsse verwenden, heben Sie diese nach der Verarbeitung vorsichtig unter Eiscreme.

7 Servieren oder aufbewahren: Für eine weiche Konsistenz sofort genießen oder für eine festere Konsistenz in den Gefrierschrank stellen.

DIÄTETISCHE BESCHRÄNKUNGEN

- Glutenfrei
- Nussfrei
- Vegetarisch

VORLIEBEN

- Zuckerarm
- Hoher Eiweißgehalt

Ernährungswissenschaftlicher Expertentipp

Auswahl des Proteinpulvers: Entscheiden Sie sich bei der Auswahl des Molkenproteinpulvers für hochwertige Marken mit einem Minimum an Zusatzstoffen. Suchen Sie nach solchen, die wenig Zucker und künstliche Zutaten enthalten.

Auswahl des Kakaopulvers: Wählen Sie hochwertiges ungesüßtes Kakaopulver, das reich an Antioxidantien ist. Holländisch verarbeiteter Kakao hat einen milderen Geschmack, während natürlicher Kakao einen intensiveren Schokoladengeschmack hat.

Süßstoff-Optionen: Sie können die Menge an Erythrit je nach Geschmacksvorliebe anpassen. Sie können auch mit anderen kohlenhydratarmen Süßungsmitteln wie Stevia oder Mönchsfrucht experimentieren.

Genießen Sie Ihr köstliches Eis! Dieses Rezept ist perfekt für alle, die sich eine cremige Leckerei gönnen möchten, die voller Proteine und reichem Schokoladengeschmack ist!

Modellvariationen und Tipps

- Ninja Creami Original: Zweimal verarbeiten, wenn Sie eine cremigere Konsistenz bevorzugen.
- Ninja Creami Deluxe: Verwenden Sie die „Mix-In"-Funktion nach der Verarbeitung, um alle zusätzlichen Zutaten gleichmäßig zu verteilen.
- Ninja Creami Lite: Dieses Modell kann etwas längere Verarbeitungszeiten erfordern; prüfen Sie nach jedem Zyklus die gewünschte Konsistenz.
- Ninja Creami Pro: Verwenden Sie die „Gelato"-Funktion für ein noch dichteres und cremigeres Ergebnis.

Vanille-Kollagen-Eiscreme

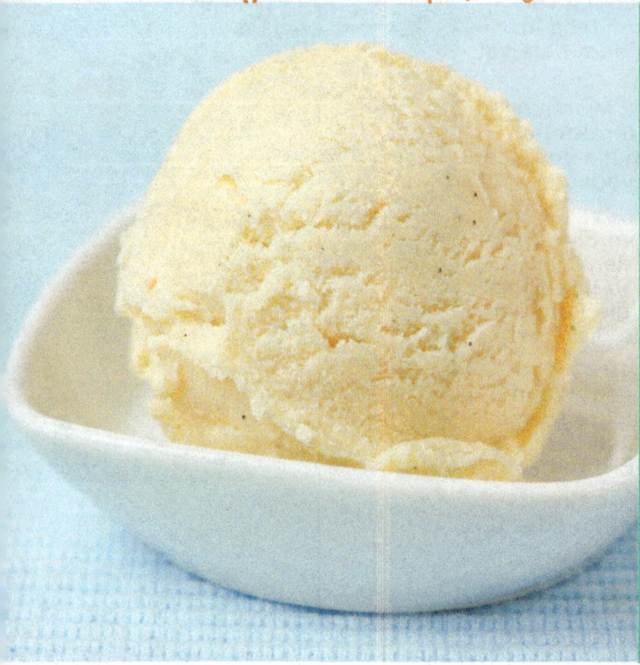

Zutaten:

- 480 ml ungesüßte Mandelmilch (oder eine andere Milch nach Wahl)
- 225 g griechischer Naturjoghurt (fettfrei oder vollfett, je nach Vorliebe)
- 115 g Vanille-Kollagenpeptide (oder aromatisiertes Proteinpulver)
- 4 EL reiner Ahornsirup oder Honig (je nach Geschmack; für weniger Zucker kann zuckerfreier Süßstoff verwendet werden)
- 1 TL reiner Vanilleextrakt
- Eine Prise Meersalz
- Optional: 55 g gehackte Nüsse oder zuckerfreie Schokoladenchips zum Einmischen

Portionen

Ergibt etwa 4 Portionen (je 120 ml)

Zubereitung:

1 Zutaten vermengen: In einer Rührschüssel die Mandelmilch, den griechischen Joghurt, die Vanille-Kollagenpeptide, den Ahornsirup (oder Honig), den Vanilleextrakt und eine Prise Meersalz verquirlen, bis eine glatte, gut vermengte Masse entsteht.

2 Abschmecken und Süße anpassen: Schmecken Sie die Mischung ab und passen Sie die Süße gegebenenfalls an, indem Sie mehr Ahornsirup oder Süßstoff nach Belieben hinzufügen.

Nährwertaufschlüsselung:

Kalorien	150 g
Eiweiß	12 g
Kohlenhydrate	10 g
Zucker	5 g
Fette	5 g
Ballaststoffe	0 g
Vitamine und Mineralien	
Vitamin C	0% DV
Kalzium	15% DV
Eisen	2% DV

Zubereitung:

3 Mischung abkühlen: Die besten Ergebnisse erzielen Sie, wenn Sie die Mischung vor dem Einfrieren etwa 30 Minuten lang im Kühlschrank abkühlen lassen, damit sie kalt ist.

4 Basis einfrieren: Gießen Sie die Mischung in Ihren Ninja Creami Pint-Behälter. Stellen Sie sicher, dass er bis zur Fülllinie gefüllt ist, und frieren Sie ihn dann mindestens 24 Stunden lang ein.

5 Creami-Verarbeitung: Nach dem Einfrieren nehmen Sie den Behälter aus dem Gefrierschrank. Geben Sie ihn in Ihre Ninja Creami-Maschine, wählen Sie die Funktion „Eiscreme“ und verarbeiten Sie die Mischung, bis sie glatt ist.

6 Beigemischte Zutaten hinzufügen: Wenn Sie gehackte Nüsse oder Schokoladensplitter verwenden, heben Sie diese nach der Verarbeitung vorsichtig unter Eiscreme.

7 Servieren oder aufbewahren: Für eine weiche Konsistenz sofort genießen oder für eine festere Konsistenz in den Gefrierschrank stellen.

DIÄTETISCHE BESCHRÄNKUNGEN

- Glutenfrei
- Nussfrei
- Vegetarisch (bei Verwendung von Kollagen auf pflanzlicher Basis)

VORLIEBEN

- Zuckerarm
- Hoher Eiweißgehalt

Ernährungswissenschaftlicher Expertentipp

Auswahl von Kollagenpeptiden: Achten Sie bei der Auswahl von Kollagenpeptiden auf hochwertige Quellen, die mit Gras gefüttert werden oder aus nachhaltiger Produktion stammen. Achten Sie darauf, dass sie frei von Zusatzstoffen oder Füllstoffen sind.

Süßstoff-Optionen: Wenn Sie den Zuckerkonsum reduzieren möchten, können Sie zuckerfreie Süßstoffe wie Erythrit oder Mönchsfrucht verwenden. Passen Sie die Menge an Ihre Geschmacksvorlieben an.

Geschmacksvariationen: Für zusätzlichen Geschmack können Sie einen EL Mandelextrakt untermischen oder frisches Obst wie Erdbeeren oder Bananen vor dem Einfrieren einarbeiten!

Genießen Sie Ihre köstliche Vanille-Kollagen-Eiscreme! Dieses Rezept ist perfekt für alle, die eine cremige Leckerei genießen und gleichzeitig ihre Proteinzufuhr mit Kollagen erhöhen möchten!

Modellvariationen und Tipps

- Ninja Creami Original: Zweimal verarbeiten, wenn Sie eine cremigere Konsistenz bevorzugen.
- Ninja Creami Deluxe: Verwenden Sie die „Mix-In“-Funktion nach der Verarbeitung, um alle zusätzlichen Zutaten gleichmäßig zu verteilen.
- Ninja Creami Lite: Dieses Modell kann etwas längere Verarbeitungszeiten erfordern; prüfen Sie nach jedem Zyklus die gewünschte Konsistenz.
- Ninja Creami Pro: Verwenden Sie die „Gelato“-Funktion für ein noch dichteres und cremigeres Ergebnis.

Post-Workout Beeren-Protein-Sorbet

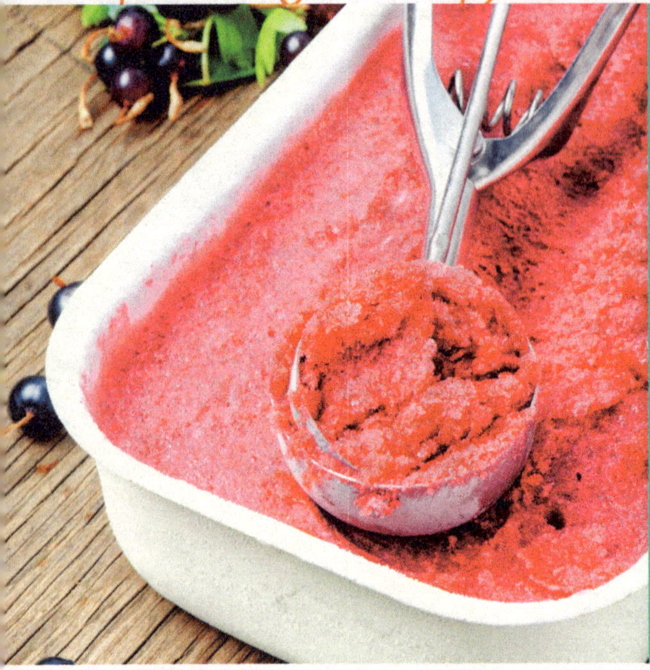

Zutaten:

- 450 g gemischte Beeren (frisch oder gefroren; Erdbeeren, Heidelbeeren, Himbeeren und Brombeeren)
- 240 ml ungesüßte Mandelmilch (oder eine andere pflanzliche Milch)
- 60 g Eiweißpulver mit Vanille- oder Beerengeschmack (Molke oder auf pflanzlicher Basis)
- 4 EL Erythrit oder Ihr bevorzugtes kohlenhydratarmes Süßungsmittel (je nach
- Geschmack)
- Saft von 1 Zitrone
- Eine Prise Meersalz

Portionen

Ergibt etwa 4 Portionen (je 120 ml)

Zubereitung:

1 Beeren vorbereiten: Wenn Sie frische Beeren verwenden, spülen Sie sie unter kaltem Wasser ab. Wenn Sie gefrorene Beeren verwenden, lassen Sie sie etwas auftauen, damit sie leichter zu mixen sind.

2 Basis mixen: Die gemischten Beeren, Mandelmilch, Proteinpulver, Erythrit, Zitronensaft und eine Prise Meersalz in einen Mixer geben. Pürieren, bis alles glatt und gut vermischt ist.

Nährwertaufschlüsselung:

Kalorien	90 g
Eiweiß	10 g
Kohlenhydrate	12 g
Zucker	5 g
Fette	1 g
Ballaststoffe	2 g
Vitamine und Mineralien	
Vitamin C	30% DV
Kalzium	6% DV
Eisen	2% DV

Zubereitung:

3. Abschmecken und Süße anpassen: Schmecken Sie die Mischung ab und passen Sie die Süße gegebenenfalls an, indem Sie mehr Erythrit oder Süßstoff nach Belieben hinzufügen.
4. Mischung abkühlen lassen: Die Mischung in eine Schüssel geben und etwa 30 Minuten im Kühlschrank abkühlen lassen, damit sie vor dem Einfrieren kalt ist.
5. Basis einfrieren: Gießen Sie die Beerenmischung in Ihren Ninja Creami Pint-Behälter. Stellen Sie sicher, dass er bis zur Fülllinie gefüllt ist, und stellen Sie ihn dann mindestens 24 Stunden in den Gefrierschrank.
6. Creami-Verarbeitung: Nach dem Einfrieren den Behälter aus dem Gefrierfach nehmen. Geben Sie ihn in Ihre Ninja Creami-Maschine, wählen Sie die Funktion „Sorbet" und verarbeiten Sie die Mischung, bis sie glatt ist.
7. Servieren oder aufbewahren: Für eine erfrischende Sorbet-Textur sofort genießen oder für eine festere Konsistenz in den Gefrierschrank stellen.

DIÄTETISCHE BESCHRÄNKUNGEN

- Glutenfrei
- Nussfrei
- Vegane Option verfügbar

VORLIEBEN

- Zuckerarm
- Hoher Eiweißgehalt

Ernährungswissenschaftlicher Expertentipp

Auswahl der Beeren: Achten Sie bei der Auswahl der Beeren auf leuchtende Farben und eine feste Konsistenz. Vermeiden Sie Beeren, die matschig sind oder Schimmel aufweisen. Frische Beeren sollten duften und prall sein, gefrorene Beeren sollten keine Eiskristalle aufweisen.

Auswahl des Proteinpulvers: Wählen Sie ein hochwertiges Proteinpulver, das Ihren Ernährungsbedürfnissen entspricht (Molke oder auf pflanzlicher Basis), ohne Zuckerzusatz oder Füllstoffe.

Süßstoff-Optionen: Sie können die Menge an Erythrit je nach Geschmacksvorliebe anpassen. Sie können auch mit anderen kohlenhydratarmen Süßungsmitteln wie Stevia oder Mönchsfrucht experimentieren.

Genießen Sie Ihr erfrischendes Sorbet! Dieses Rezept ist perfekt, um nach dem Training mit einer köstlichen Leckerei voller Proteine neue Energie zu tanken!

Modellvariationen und Tipps

- Ninja Creami Original: Zweimal verarbeiten, wenn Sie eine glattere Konsistenz bevorzugen.
- Ninja Creami Deluxe: Verwenden Sie die „Mix-In"-Funktion nach der Verarbeitung, um frische Fruchtstücke oder Nüsse hinzuzufügen, um die Konsistenz zu verbessern.
- Ninja Creami Lite: Dieses Modell kann etwas längere Verarbeitungszeiten erfordern; prüfen Sie nach jedem Zyklus die gewünschte Konsistenz.
- Ninja Creami Pro: Verwenden Sie die Funktion „Sorbet" für optimale Ergebnisse bei Sorbets auf Fruchtbasis.

Kapitel 7

KREATIVE UND GOURMET-REZEPTE

Lavendel-Honig-Eiscreme

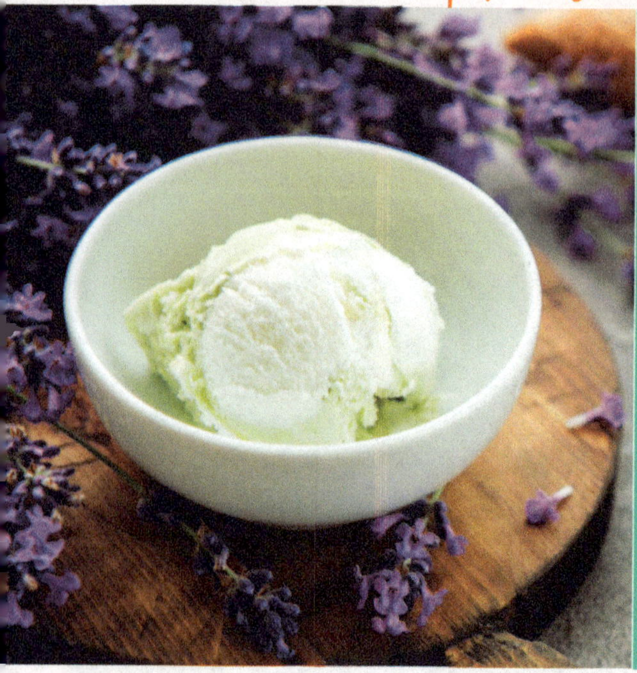

Zutaten:

- 480 ml Sahne (oder Kokosnusscreme für eine milchfreie Variante)
- 240 ml Vollmilch (oder Mandelmilch für eine milchfreie Variante)
- 8 EL Honig (je nach Geschmack; kann durch Agavendicksaft oder ein kohlenhydratarmes Süßungsmittel ersetzt werden, wenn weniger Zucker benötigt wird)
- 2 EL getrocknete Lavendelknospen (achten Sie darauf, dass sie lebensmittelecht sind)
- 1 TL reiner Vanilleextrakt
- Eine Prise Meersalz

Portionen

Ergibt etwa 4 Portionen (je 120 ml)

Zubereitung:

1 Sahne aufgießen: In einem mittelgroßen Topf die schwere Sahne, die Vollmilch und die getrockneten Lavendelknospen vermengen. Bei mittlerer Hitze erhitzen, bis sie gerade zu köcheln beginnt, dann vom Herd nehmen. Lassen Sie die Mischung etwa 30 Minuten lang ziehen, damit sich das Lavendelaroma entfalten kann.

2 Gemisch abseihen: Nach dem Ziehenlassen die Mischung durch ein feinmaschiges Sieb abseihen, um die Lavendelknospen zu entfernen. Drücken Sie leicht auf die Knospen, um so viel Aroma wie möglich zu extrahieren.

Nährwertaufschlüsselung:

Kalorien	220 g
Eiweiß	3 g
Kohlenhydrate	20 g
Zucker	17 g
Fette	14 g
Ballaststoffe	0 g
Vitamine und Mineralien	
Vitamin C	0% DV
Kalzium	10% DV
Eisen	2% DV

Zubereitung:

3 Zutaten vermengen: In einer Rührschüssel die passierte Sahne, den Honig (oder Süßstoff), den Vanilleextrakt und eine Prise Meersalz verquirlen, bis alles gut vermischt ist.

4 Gemisch abkühlen lassen: Lassen Sie die Mischung auf Zimmertemperatur abkühlen. Zum schnelleren Abkühlen in eine Schüssel umfüllen und für etwa 30 in den Kühlschrank stellen.

5 Basis einfrieren: Gießen Sie die abgekühlte Mischung in Ihren Ninja Creami Pint-Behälter. Stellen Sie sicher, dass er bis zur Fülllinie gefüllt ist, und stellen Sie ihn dann mindestens 24 Stunden in den Gefrierschrank.

6 Creami-Verarbeitung: Nach dem Einfrieren nehmen Sie den Behälter aus dem Gefrierschrank. Geben Sie ihn in Ihre Ninja Creami-Maschine, wählen Sie die Funktion „Eiscreme“ und verarbeiten Sie die Mischung, bis sie glatt ist.

7 Servieren oder aufbewahren: Für eine weiche Konsistenz sofort genießen oder für eine festere Konsistenz in den Gefrierschrank stellen.

DIÄTETISCHE BESCHRÄNKUNGEN

- Glutenfrei
- Nussfrei
- Vegetarisch

VORLIEBEN

- Zuckerarme Option verfügbar

Ernährungswissenschaftlicher Expertentipp

Auswahl des Lavendels: Achten Sie bei der Auswahl des Lavendels darauf, dass er als kulinarisch wertvoll und frei von Pestiziden gekennzeichnet ist. Getrockneten Lavendel finden Sie oft in Gewürzläden oder im Internet.

Süßstoff-Optionen: Wenn Sie Ihren Zuckerkonsum reduzieren möchten, können Sie statt Honig Agavendicksaft oder einen kohlenhydratarmen Süßstoff wie Erythrit oder Mönchsfrucht verwenden.

Geschmacksverbesserungen: Für eine zusätzliche Geschmackstiefe können Sie beim Einrühren des Honigs einen Spritzer Zitronensaft oder -schale hinzufügen, der die blumigen Noten des Lavendels wunderbar ergänzt.

Genießen Sie Ihr köstliches Eis! Dieses Rezept ist perfekt für alle, die eine einzigartige und erfrischende Leckerei suchen, die blumige und süße Aromen kombiniert!

Modellvariationen und Tipps

- Ninja Creami Original: Zweimal verarbeiten, wenn Sie eine cremigere Konsistenz bevorzugen.
- Ninja Creami Deluxe: Verwenden Sie die „Mix-In“-Funktion nach der Verarbeitung, um zerkleinerte Kekse oder frische Früchte hinzuzufügen.
- Ninja Creami Lite: Dieses Modell kann etwas längere Verarbeitungszeiten erfordern; prüfen Sie nach jedem Zyklus die gewünschte Konsistenz.
- Ninja Creami Pro: Verwenden Sie die „Gelato“-Funktion für ein noch dichteres und cremigeres Ergebnis.

Eiscreme mit Rosenwasser und Pistazien

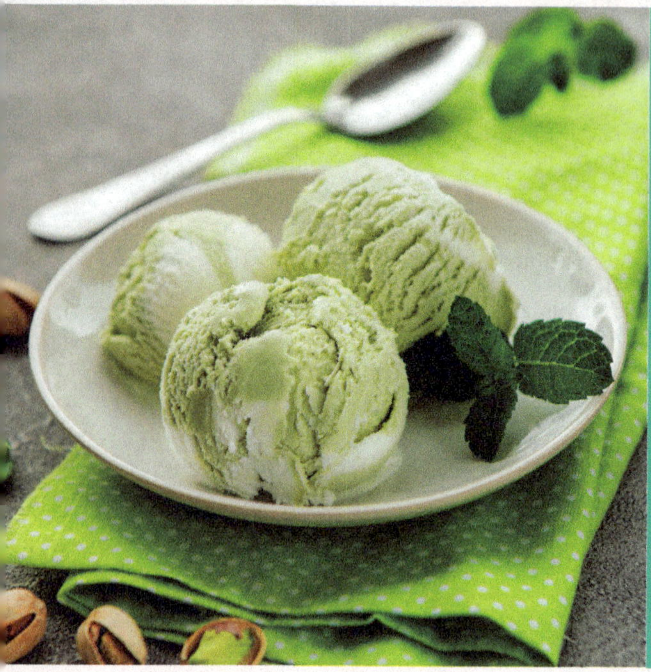

Zutaten:

- 480 ml Sahne (oder Kokosnusscreme für eine milchfreie Variante)
- 240 ml Vollmilch (oder Mandelmilch für eine milchfreie Variante)
- 115 g Kristallzucker oder Süßstoff Ihrer Wahl (je nach Geschmack; für weniger Zucker können Sie Agavensirup oder Erythrit verwenden)
- 2 EL Rosenwasser (je nach Vorliebe anpassen)
- 1 TL reiner Vanilleextrakt
- 55 g Pistazien, geschält und grob gehackt (plus extra zum Garnieren)
- Eine Prise Salz

Portionen

Ergibt etwa 4 Portionen (je 120 ml)

Zubereitung:

1. Zutaten vermengen: In einem mittelgroßen Kochtopf die Sahne, die Vollmilch und den Zucker (oder Süßstoff) bei mittlerer Hitze verquirlen. Umrühren, bis die Mischung durcherhitzt und der Zucker aufgelöst ist, aber nicht kochen lassen.

2. Aromastoffe hinzufügen: Den Topf vom Herd nehmen und das Rosenwasser, den Vanilleextrakt und eine Prise Salz einrühren. Lassen Sie die Mischung auf Zimmertemperatur abkühlen.

Nährwertaufschlüsselung:

Kalorien	250 g
Eiweiß	4 g
Kohlenhydrate	18 g
Zucker	10 g
Fette	20 g
Ballaststoffe	1 g
Vitamine und Mineralien	
Vitamin C	0% DV
Kalzium	10% DV
Eisen	4% DV

Zubereitung:

3 Mischung abkühlen lassen: Die Mischung in eine Schüssel umfüllen und etwa 30 Minuten in den Kühlschrank stellen, um sie vollständig abzukühlen.

4 Basis einfrieren: Sobald sie abgekühlt ist, gießen Sie die Mischung in Ihren Ninja Creami Pint-Behälter. Stellen Sie sicher, dass er bis zur Fülllinie gefüllt ist, und stellen Sie ihn dann mindestens 24 Stunden in den Gefrierschrank.

5 Creami-Verarbeitung: Nach dem Einfrieren nehmen Sie den Behälter aus dem Gefrierschrank. Geben Sie ihn in Ihre Ninja Creami-Maschine, wählen Sie die Funktion „Eiscreme" und verarbeiten Sie die Mischung, bis sie glatt ist.

6 Pistazien hinzufügen: Nach der Verarbeitung die gehackten Pistazien vorsichtig unter Eiscreme heben.

7 Servieren oder aufbewahren: Für eine weiche Konsistenz sofort genießen oder für eine festere Konsistenz wieder in den Gefrierschrank stellen. Wenn gewünscht, vor dem Servieren mit zusätzlichen gehackten Pistazien garnieren.

DIÄTETISCHE BESCHRÄNKUNGEN

- Glutenfrei
- Nussfrei (bei Verwendung von Samenbutter)
- Vegetarisch

VORLIEBEN

- Zuckerarme Option verfügbar

Ernährungswissenschaftlicher Expertentipp

Wahl des Rosenwassers: Achten Sie auf hochwertiges kulinarisches Rosenwasser, das frei von Zusatzstoffen oder künstlichen Aromen ist. Es sollte ein angenehmes blumiges Aroma haben, ohne zu aufdringlich zu sein.

Auswahl der Pistazien: Bei der Auswahl der Pistazien sollten Sie rohe oder leicht geröstete ohne Salzzusatz wählen, um den Geschmack in Ihrem Eis besser kontrollieren zu können.

Süßstoff-Optionen: Wenn Sie Ihren Zuckerkonsum reduzieren möchten, sollten Sie Agavendicksaft oder kohlenhydratarme Süßungsmittel wie Erythrit oder Stevia anstelle von Kristallzucker verwenden.

Genießen Sie Ihre köstliche Eiscreme! Dieses Rezept ist perfekt für alle, eine cremige Leckerei suchen, die duftende blumige Noten mit knackigen Pistazien kombiniert!

Modellvariationen und Tipps

- Ninja Creami Original: Zweimal verarbeiten, wenn Sie eine cremigere Konsistenz bevorzugen.
- Ninja Creami Deluxe: Verwenden Sie nach der Verarbeitung die Funktion „Mix-In", um weitere Pistazien oder andere Zutaten hinzuzufügen.
- Ninja Creami Lite: Dieses Modell kann etwas längere Verarbeitungszeiten erfordern; prüfen Sie nach jedem Zyklus die gewünschte Konsistenz.
- Ninja Creami Pro: Verwenden Sie die „Gelato"-Funktion für ein noch dichteres und cremigeres Ergebnis.

Schwarzer Sesam-Eiscreme

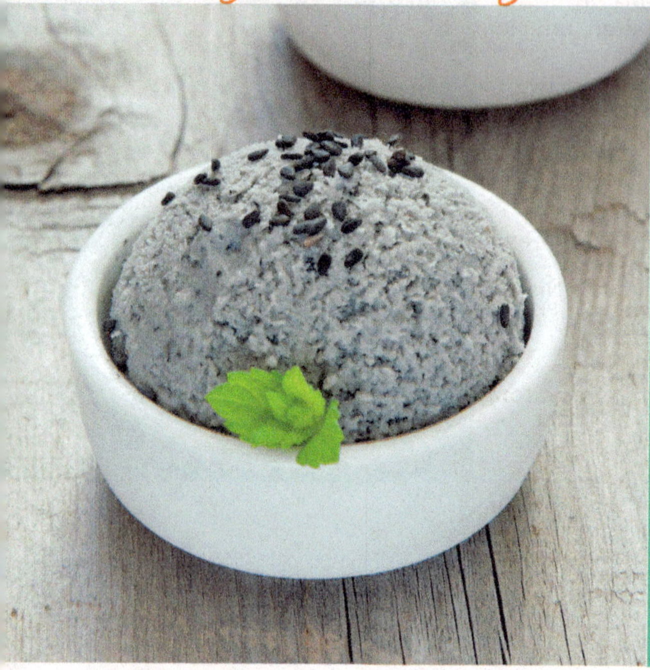

Zutaten:

- 480 ml Sahne (oder Kokosnusscreme für eine milchfreie Variante)
- 240 ml Vollmilch (oder Mandelmilch für eine milchfreie Variante)
- 115 g Kristallzucker oder Süßstoff Ihrer Wahl (je nach Geschmack; für weniger Zucker können Sie Agavensirup oder Erythrit verwenden)
- 4 EL schwarze Sesampaste (oder Tahini)
- 1 TL reiner Vanilleextrakt
- Eine Prise Salz

Portionen

Ergibt etwa 4 Portionen (je 120 ml)

Zubereitung:

1 Zutaten vermengen: In einem mittelgroßen Kochtopf die Sahne, die Vollmilch und den Zucker (oder Süßstoff) bei mittlerer Hitze verquirlen. Umrühren, bis die Mischung durcherhitzt und der Zucker aufgelöst ist, aber nicht kochen lassen.

2 Schwarze Sesampaste hinzufügen: Den Topf vom Herd nehmen und die schwarze Sesampaste, den Vanilleextrakt und eine Prise Salz einrühren. Verquirlen, bis die Mischung glatt und gut vermischt ist.

Nährwertaufschlüsselung:

Kalorien	220 g
Eiweiß	4 g
Kohlenhydrate	18 g
Zucker	10 g
Fette	20 g
Ballaststoffe	1 g
Vitamine und Mineralien	
Vitamin C	0% DV
Kalzium	8% DV
Eisen	6% DV

Zubereitung:

3 Gemisch abkühlen lassen: Lassen Sie die Mischung auf Zimmertemperatur abkühlen. Zum schnelleren Abkühlen die Masse in eine Schüssel geben und etwa 30 Minuten lang in den Kühlschrank stellen.

4 Basis einfrieren: Sobald sie abgekühlt ist, gießen Sie die Mischung in Ihren Ninja Creami Pint-Behälter. Stellen Sie sicher, dass er bis zur Fülllinie gefüllt ist, und stellen Sie ihn dann mindestens 24 Stunden in den Gefrierschrank.

5 Creami-Verarbeitung: Nach dem Einfrieren nehmen Sie den Behälter aus dem Gefrierschrank. Geben Sie ihn in Ihre Ninja Creami-Maschine, wählen Sie die Funktion „Eiscreme" und verarbeiten Sie die Mischung, bis sie glatt ist.

6 Servieren oder aufbewahren: Für eine weiche Konsistenz sofort genießen oder für eine festere Konsistenz in den Gefrierschrank stellen.

DIÄTETISCHE BESCHRÄNKUNGEN

- Glutenfrei
- Nussfrei
- Vegetarisch

VORLIEBEN

- Zuckerarme Option verfügbar

Ernährungswissenschaftlicher Expertentipp

Auswahl der schwarzen Sesampaste: Achten Sie auf hochwertige schwarze Sesampaste, die frei von Zusatzstoffen ist. Sie können sie auch selbst herstellen, indem Sie geröstete schwarze Sesamsamen pürieren, bis sie glatt sind.

Süßstoff-Optionen: Wenn Sie Ihren Zuckerkonsum reduzieren möchten, sollten Sie statt Kristallzucker kohlenhydratarme Süßungsmittel wie Erythrit oder Mönchsfrucht verwenden.

Geschmacksverbesserungen: Für eine zusätzliche Geschmackstiefe können Sie einen EL Honig oder Ahornsirup untermischen, wenn Sie sich nicht streng an eine zuckerarme Diät halten.

Genießen Sie Ihr einzigartiges Eis! Dieses Rezept ist perfekt für alle, die eine cremige Leckerei mit einem reichhaltigen, nussigen Geschmack suchen, die sowohl köstlich als auch sättigend ist!

Modellvariationen und Tipps

- Ninja Creami Original: Zweimal verarbeiten, wenn Sie eine cremigere Konsistenz bevorzugen.
- Ninja Creami Deluxe: Verwenden Sie die „Mix-In"-Funktion nach der Verarbeitung, um zusätzliche Zutaten wie Schokoladensplitter oder gehackte Nüsse hinzuzufügen.
- Ninja Creami Lite: Dieses Modell kann etwas längere Verarbeitungszeiten erfordern; prüfen Sie nach jedem Zyklus die gewünschte Konsistenz.
- Ninja Creami Pro: Verwenden Sie die „Gelato"-Funktion für ein noch dichteres und cremigeres Ergebnis.

Earl-Grey-Tee-Eiscreme

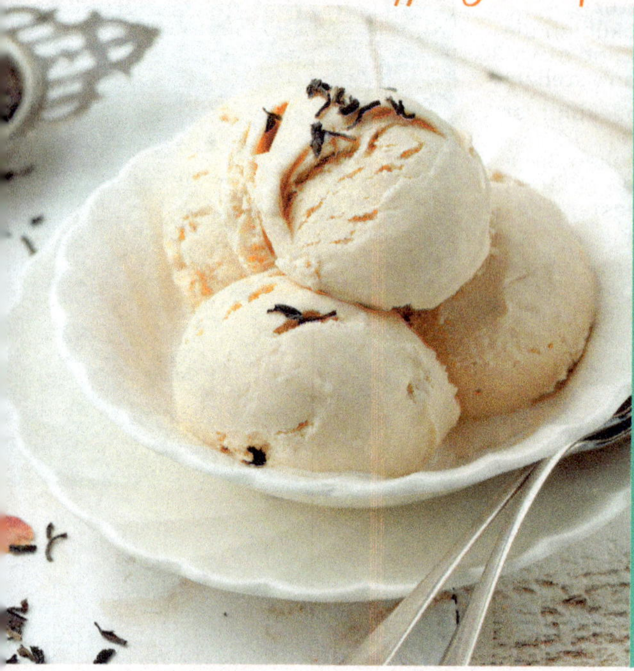

Zutaten:

- 480 ml Sahne (oder Kokosnusscreme für eine milchfreie Variante)
- 240 ml Vollmilch (oder Mandelmilch für eine milchfreie Variante)
- 115 g Kristallzucker oder Süßstoff Ihrer Wahl (je nach Geschmack; für weniger Zucker können Sie Agavensirup oder Erythrit verwenden)
- 3 EL loser Earl-Grey-Tee (oder 3-4 Teebeutel)
- 1 TL reiner Vanilleextrakt
- Eine Prise Salz

Portionen

Ergibt etwa 4 Portionen (je 120 ml)

Zubereitung:

1. Sahne aufgießen: In einem mittelgroßen Topf die schwere Sahne und die Vollmilch verrühren. Den losen Earl-Grey-Tee (oder Teebeutel) hinzufügen und bei mittlerer Hitze erhitzen, bis er gerade zu köcheln beginnt. Vom Herd nehmen und etwa 30 Minuten ziehen lassen, damit sich der Teegeschmack entfalten kann.

2. Mischung abseihen: Nach dem Ziehen lassen Sie die Mischung durch ein feinmaschiges Sieb laufen, um die Teeblätter oder -beutel zu entfernen. Drücken Sie leicht auf die Blätter, um so viel Aroma wie möglich herauszuholen.

Nährwertaufschlüsselung:

Kalorien	220 g
Eiweiß	4 g
Kohlenhydrate	18 g
Zucker	10 g
Fette	15 g
Ballaststoffe	0 g
Vitamine und Mineralien	
Vitamin C	0% DV
Kalzium	10% DV
Eisen	2% DV

Zubereitung:

3 Zutaten vermengen: In einer Rührschüssel die passierte Sahne, den Zucker (oder Süßstoff), den Vanilleextrakt und eine Prise Salz verrühren, bis eine glatte Masse entsteht.

4 Gemisch abkühlen lassen: Lassen Sie die Mischung auf Zimmertemperatur abkühlen. Zum schnelleren Abkühlen die Masse in eine Schüssel geben und etwa 30 Minuten lang in den Kühlschrank stellen.

5 Basis einfrieren: Gießen Sie die abgekühlte Mischung in Ihren Ninja Creami Pint-Behälter. Stellen Sie sicher, dass er bis zur Fülllinie gefüllt ist, und stellen Sie ihn dann mindestens 24 Stunden in den Gefrierschrank.

6 Creami-Verarbeitung: Nach dem Einfrieren nehmen Sie den Behälter aus dem Gefrierschrank. Geben Sie ihn in Ihre Ninja Creami-Maschine, wählen Sie die Funktion „Eiscreme“ und verarbeiten Sie die Mischung, bis sie glatt ist.

7 Servieren oder aufbewahren: Für eine weiche Konsistenz sofort genießen oder für eine festere Konsistenz in den Gefrierschrank stellen.

DIÄTETISCHE BESCHRÄNKUNGEN

- Glutenfrei
- Nussfrei
- Vegetarisch

VORLIEBEN

- Zuckerarme Option verfügbar

Ernährungswissenschaftlicher Expertentipp

Die Wahl des Earl-Grey-Tees: Achten Sie auf hochwertigen losen Earl-Grey-Tee, der echtes Bergamotteöl enthält, um den besten Geschmack zu erzielen. Wenn Sie Teebeutel verwenden, achten Sie darauf, dass sie aus hochwertigen Zutaten ohne künstliche Zusatzstoffe hergestellt sind.

Süßstoff-Optionen: Wenn Sie Ihren Zuckerkonsum reduzieren möchten, sollten Sie statt Kristallzucker kohlenhydratarme Süßungsmittel wie Erythrit oder Mönchsfrucht verwenden.

Geschmacksverbesserungen: Für eine zusätzliche Geschmackstiefe können Sie beim Untermischen des Zuckers eine kleine Zitronenschale hinzufügen, die die Bergamotte-Noten wunderbar ergänzt.

Genießen Sie Ihre köstliche Earl-Grey-Tee-Eiscreme! Dieses Rezept ist perfekt für Teeliebhaber, die einen raffinierten und cremigen Genuss mit aromatischen Aromen suchen!

Modellvariationen und Tipps

- Ninja Creami Original: Zweimal verarbeiten, wenn Sie eine cremigere Konsistenz bevorzugen.
- Ninja Creami Deluxe: Verwenden Sie die „Mix-In“-Funktion nach der Verarbeitung, um Schokoladenstückchen oder Kekskrümel hinzuzufügen.
- Ninja Creami Lite: Dieses Modell kann etwas längere Verarbeitungszeiten erfordern; prüfen Sie nach jedem Zyklus die gewünschte Konsistenz.
- Ninja Creami Pro: Verwenden Sie die „Gelato“-Funktion für ein noch dichteres und cremigeres Ergebnis.

Gesalzene Karamell-Brezel-Eiscreme

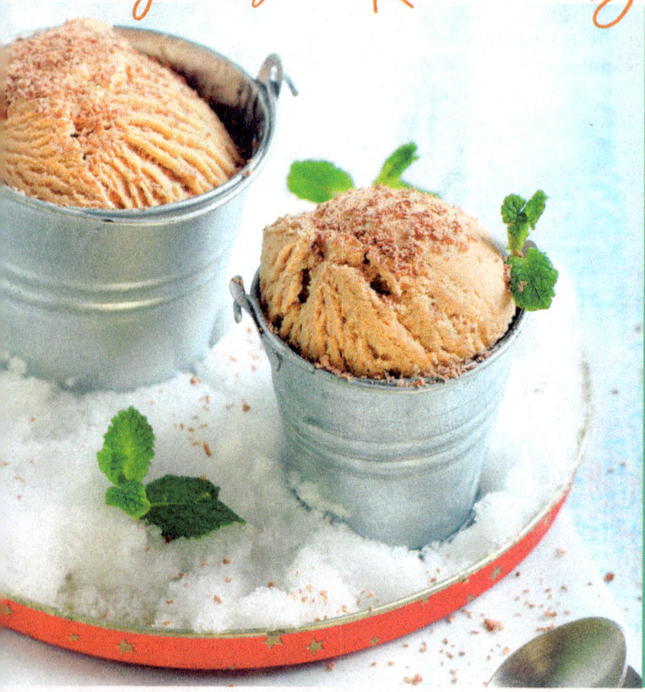

Zutaten:

Für die Eiscremebasis:
- 480 ml Sahne (oder Kokosnusscreme für eine milchfreie Variante)
- 240 ml Vollmilch (oder Mandelmilch für eine milchfreie Variante)
- 115 g Kristallzucker oder Süßstoff Ihrer Wahl (je nach Geschmack; für weniger Zucker können Sie Agavensirup oder Erythrit verwenden)
- 1 TL reiner Vanilleextrakt
- Eine Prise Salz

Für die gesalzene Karamellsauce:
- 225 g Kristallzucker (oder ein kohlenhydratarmes Süßungsmittel wie Erythrit für eine zuckerfreie Variante)
- 6 EL ungesalzene Butter (oder Kokosnussöl für milchfreie Produkte)
- 1/2 Behälter Sahne (oder Kokosnusscreme)
- 1 TL Meersalz (nach Geschmack)

Für das Brezel-Mix-In:
- 225 g zerkleinerte Brezeln (bei Bedarf glutenfreie Brezeln verwenden)

Portionen

Ergibt etwa 4 Portionen (je 120 ml)

Zubereitung:

1 Karamell herstellen: In einem mittelgroßen Topf bei mittlerer Hitze den Kristallzucker hinzufügen. Ununterbrochen rühren, bis er schmilzt und eine bernsteinfarbene annimmt. Achten Sie darauf, dass er nicht anbrennt.

2 Butter hinzufügen: Sobald sie geschmolzen ist, die Butter schnell hinzugeben und rühren, bis sie geschmolzen und verbunden ist.

3 Sahne hinzufügen: Vorsichtig die Sahne dazugeben (sie wird Blasen bilden) und rühren, bis sie glatt ist. Vom Herd nehmen und das Meersalz einrühren. Vollständig abkühlen lassen.

Nährwertaufschlüsselung:

Kalorien	320 g
Eiweiß	3 g
Kohlenhydrate	30 g
Zucker	15 g
Fette	22 g
Ballaststoffe	1 g
Vitamine und Mineralien	
Vitamin C	0% DV
Kalzium	10% DV
Eisen	4% DV

Zubereitung:

4 Zutaten vermengen: In einer Rührschüssel Sahne, Vollmilch, Zucker (oder Süßstoff), Vanilleextrakt und eine Prise Salz verquirlen, bis eine glatte Masse entsteht.

5 Mischung abkühlen: Die Mischung etwa 30 Minuten lang im Kühlschrank abkühlen lassen, damit sie vor dem Einfrieren kalt ist.

6 Basis einfrieren: Gießen Sie die gekühlte Mischung in Ihren Ninja Creami Pint-Behälter. Stellen Sie sicher, dass er bis zur Fülllinie gefüllt ist, und stellen Sie ihn dann mindestens 24 Stunden in den Gefrierschrank.

7 Creami-Verarbeitung: Nach dem Einfrieren nehmen Sie den Behälter aus dem Gefrierschrank. Geben Sie ihn in Ihre Ninja Creami-Maschine, wählen Sie die Funktion „Eiscreme" und verarbeiten Sie die Mischung, bis sie glatt ist.

8 Mix-Ins hinzufügen: Die zerkleinerten Brezeln und die Hälfte der abgekühlten gesalzenen Karamellsauce nach der Verarbeitung vorsichtig unter das Eis heben.

9 Servieren oder aufbewahren: Für eine weiche Konsistenz sofort genießen oder für eine festere Konsistenz wieder in den Gefrierschrank legen. Auf Wunsch vor dem Servieren mit zusätzlicher gesalzener Karamellsauce beträufeln.

DIÄTETISCHE BESCHRÄNKUNGEN

- Glutenfrei (bei Verwendung glutenfreier Brezeln)
- Nussfrei
- Vegetarisch

VORLIEBEN

- Zuckerarme Option verfügbar

Ernährungswissenschaftlicher Expertentipp

Auswahl der Süßungsmittel: Wenn Sie sich für eine zuckerfreie Version entscheiden, ist Erythriteine gute Wahl, da es den Blutzuckerspiegel nur minimal beeinflusst. Passen Sie die Süße je nach persönlicher Vorliebe an.

Brezeln zerkleinern: Um die Brezeln leicht zu zerkleinern, geben Sie sie in einen Zip-Top-Beutel und brechen Sie sie mit einem Nudelholz oder Ihren Händen in Stücke. Achten Sie auf eine Mischung aus feinen Krümeln und größeren Brocken, um die Textur zu erhalten.

Lagerung von Karamell: Bewahren Sie übrig gebliebene gesalzene Karamellsauce in einem luftdichten Behälter Kühlschrank bis zu zwei Wochen auf. Sie kann als Topping für andere Desserts oder Snacks verwendet werden!

Genießen Sie Ihre dekadente Eiscreme mit Brezeln! Dieses Rezept kombiniert süße, salzige und knusprige Elemente zu einer genussvollen Leckerei, die Sie garantiert begeistern wird!

Modellvariationen und Tipps

- Ninja Creami Original: Zweimal verarbeiten, wenn Sie eine cremigere Konsistenz bevorzugen.
- Ninja Creami Deluxe: Verwenden Sie die „Mix-In"-Funktion nach der Verarbeitung, um Brezeln und Karamell gleichmäßig zu verteilen.
- Ninja Creami Lite: Dieses Modell kann etwas längere Verarbeitungszeiten erfordern; prüfen Sie nach jedem Zyklus die gewünschte Konsistenz.
- Ninja Creami Pro: Verwenden Sie die „Gelato"-Funktion für ein noch dichteres und cremigeres Ergebnis.

Kapitel 8

FAMILIEN FAVORITEN

Regenbogen-Sorbet

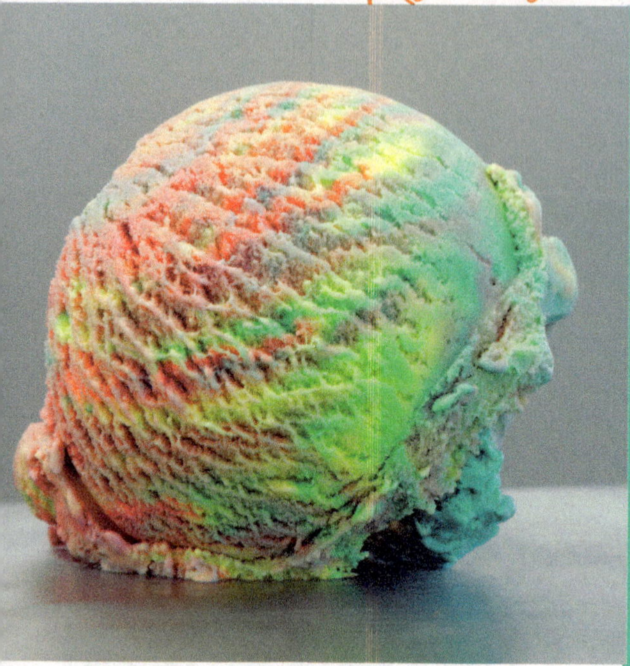

Zutaten:

Für die Sorbet-Basis:

- 480 ml ungesüßte Mandelmilch (oder eine andere pflanzliche Milch)
- 240 ml Kokosmilch (für die Cremigkeit; kann durch mehr Mandelmilch für eine leichtere Version ersetzt werden)
- 115 g Kristallzucker oder Süßstoff Ihrer Wahl (je nach Geschmack; für weniger Zucker können Sie Agavensirup oder Erythritverwenden)
- 1 TL reiner Vanilleextrakt
- Eine Prise Salz

Für die Geschmacksrichtungen:

- Für die Erdbeerschicht:
- 225 g Erdbeeren, geschält und püriert (frisch oder gefroren)
- 1 EL Zitronensaft
- Für die Orangenschicht:
- 240 ml Orangensaft (frisch gepresst oder im Laden gekauft)
- 1 EL Zitronensaft
- Für die Limettenschicht:
- 240 ml Limettensaft (frisch gepresst oder aus der Flasche)
- 1 EL Zitronensaft
- Optional: Ein paar Tropfen grüne Lebensmittelfarbe für eine leuchtend grüne Schicht

Portionen

Ergibt etwa 6 Portionen (je 120 ml)

Zubereitung:

1 Grundzutaten kombinieren: In einer Rührschüssel Mandelmilch, Kokosmilch, Zucker (oder Süßstoff), Vanilleextrakt und eine Prise Salz verquirlen, bis die Zutaten glatt und gut vermischt sind.

2 Mischung abkühlen: Die Mischung etwa 30 Minuten lang im Kühlschrank abkühlen lassen, damit sie vor dem Einfrieren kalt ist.

3 Basis einfrieren: Gießen Sie die gekühlte Mischung in Ihren Ninja Creami Pint-Behälter. Stellen Sie sicher, dass er bis zur Fülllinie gefüllt ist, und stellen Sie ihn dann mindestens 24 Stunden in den Gefrierschrank.

Nährwertaufschlüsselung:

Kalorien	90 g
Eiweiß	1 g
Kohlenhydrate	22 g
Zucker	14 g
Fette	2 g
Ballaststoffe	0 g
Vitamine und Mineralien	
Vitamin C	25% DV
Kalzium	4% DV
Eisen	2% DV

Zubereitung:

4 Erdbeerschicht: Die pürierten Erdbeeren und den Zitronensaft in einen Mixer geben. Pürieren, bis die Masse glatt ist. Sobald der Boden gefroren ist, diese Schicht auf gefrorenen Sorbetboden geben.

5 Orangenschicht: Den Orangensaft und den Zitronensaft in eine Schüssel geben und gut vermischen. Nachdem die Erdbeerschicht auf den Boden gegeben wurde, diese Orangenschicht darüber gießen und erneut einfrieren, bis sie fest ist.

6 Limettenschicht: Limettensaft und Zitronensaft in einer Schüssel mischen. Falls gewünscht, ein paar Tropfen grüne Lebensmittelfarbe hinzufügen, um die Farbe zu verstärken. Diese Limettenschicht über die Orangenschicht gießen, sobald sie fest geworden ist, erneut einfrieren, bis sie fest ist.

7 Creami-Verarbeitung: Nachdem Sie alle Schichten eingefroren haben, nehmen Sie den Pint aus dem Gefrierschrank. Geben Sie ihn in Ihre Ninja Creami-Maschine, wählen Sie die Funktion „Sorbet" und verarbeiten Sie die Mischung, bis sie glatt ist.

8 Servieren oder aufbewahren: Für eine weiche Konsistenz sofort genießen oder für eine festere Konsistenz in den Gefrierschrank stellen.

DIÄTETISCHE BESCHRÄNKUNGEN

- Glutenfrei
- Nussfrei
- Vegane Option verfügbar

VORLIEBEN

- Zuckerarme Option verfügbar

Ernährungswissenschaftlicher Expertentipp

Auswahl von Früchten: Bei der Auswahl der Früchte für das Pürieren sollten Sie sich für reife Erdbeeren und frisch gepresste Zitrussäfte entscheiden, um ein Maximum an Geschmack und Süße zu erhalten.

Süßstoff-Optionen: Wenn Sie Ihren Zuckerkonsum reduzieren möchten, sollten Sie statt Kristallzucker kohlenhydratarme Süßungsmittel wie Erythrit oder Mönchsfrucht verwenden.

Tipps zum Schichten: Lassen Sie jede Schicht fest gefrieren, bevor Sie die nächste Schicht hinzufügen, um unterschiedliche Farben und Geschmacksrichtungen in Ihrem Regenbogen-Sorbet zu gewährleisten!

Genießen Sie Ihr lebhaftes Regenbogen-Sorbet! Dieses Rezept ist perfekt für heiße Tage, an denen Sie sich eine erfrischende Leckerei mit fruchtigen Aromen wünschen!

Modellvariationen und Tipps

- Ninja Creami Original: Zweimal verarbeiten, wenn Sie eine cremigere Konsistenz bevorzugen.
- Ninja Creami Deluxe: Verwenden Sie die „Mix-In"-Funktion nach der Verarbeitung, um frische Fruchtstückchen oder Streusel hinzuzufügen.
- Ninja Creami Lite: Dieses Modell kann etwas längere Verarbeitungszeiten erfordern; prüfen Sie nach jedem Zyklus die gewünschte Konsistenz.
- Ninja Creami Pro: Verwenden Sie die Funktion „Sorbet" für optimale Ergebnisse bei Sorbets auf Fruchtbasis.

Schoko-Chip-Keksteig-Eiscreme

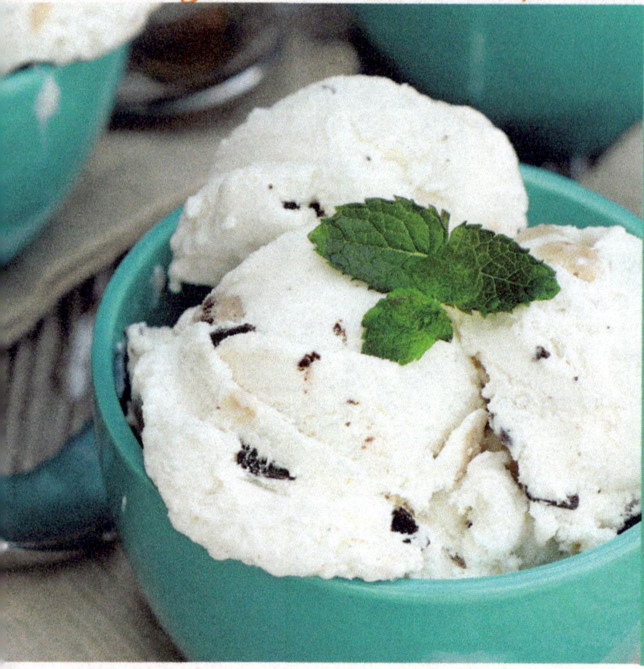

Zutaten:

Für die Eiscremebasis:

- 480 ml Sahne (oder Kokosnusscreme für eine milchfreie Variante)
- 240 ml Vollmilch (oder Mandelmilch für eine milchfreie Variante)
- 115 g Kristallzucker oder Süßstoff Ihrer Wahl (je nach Geschmack; für weniger Zucker können Sie Agavensirup oder Erythrit verwenden)
- 1 TL reiner Vanilleextrakt
- Eine Prise Salz

Für den Plätzchenteig:

- 60 g Mehl (oder glutenfreies Mehl)
- 55 g ungesalzene Butter, erweicht (oder Kokosöl für milchfreie Produkte)
- 55 g brauner Zucker (oder brauner Zuckerersatz bei niedrigem Zuckergehalt)
- 2 EL Kristallzucker (oder kohlenhydratarmer Süßstoff)
- 1 TL Vanilleextrakt
- Eine Prise Salz
- 4 EL Mini-Schokoladensplitter (für eine vegane Variante milchfreie Schokolade verwenden)

Portionen

Ergibt etwa 4 Portionen (je 120 ml)

Zubereitung:

1 Für den Plätzchenteig: In einer Rührschüssel die weiche Butter und den Zucker schaumig rühren, bis die Masse leicht und locker ist. Den Vanilleextrakt hinzugeben und gut verrühren.

2 Mehl hinzufügen: Nach und nach das Mehl und eine Prise Salz einrühren, bis alles gut vermischt ist. Die Mini-Schokoladenstückchen unterrühren. Die Masse zu kleinen Kugeln oder Stücken formen und beiseitestellen.

Nährwertaufschlüsselung:

Kalorien	250 g
Eiweiß	4 g
Kohlenhydrate	22 g
Zucker	10 g
Fette	2 g
Ballaststoffe	0 g
Vitamine und Mineralien	
Vitamin C	0% DV
Kalzium	8% DV
Eisen	4% DV

Zubereitung:

3 Zutaten vermengen: In einem mittelgroßen Topf Sahne, Vollmilch, Zucker (oder Süßstoff), Vanilleextrakt und eine Prise Salz bei mittlerer Hitze verquirlen, bis die Mischung glatt ist.

4 Gemisch abkühlen lassen: Lassen Sie die Mischung auf Zimmertemperatur abkühlen. Zum schnelleren Abkühlen die Masse in eine Schüssel geben und etwa 30 Minuten lang in den Kühlschrank stellen.

5 Basis einfrieren: Gießen Sie die abgekühlte Mischung in Ihren Ninja Creami Pint-Behälter. Stellen Sie sicher, dass er bis zur Fülllinie gefüllt ist, und stellen Sie ihn dann mindestens 24 Stunden in den Gefrierschrank.

6 Creami-Verarbeitung: Nach dem Einfrieren nehmen Sie den Behälter aus dem Gefrierschrank. Geben Sie ihn in Ihre Ninja Creami-Maschine, wählen Sie die Funktion „Eiscreme" und verarbeiten Sie die Mischung, bis sie glatt ist.

7 Plätzchenteig hinzufügen: Nach der Verarbeitung die Keksteigstücke vorsichtig unterheben.

8 Servieren oder aufbewahren: Für eine weiche Konsistenz sofort genießen oder für eine festere Konsistenz in den Gefrierschrank stellen.

DIÄTETISCHE BESCHRÄNKUNGEN

- Glutenfrei (bei Verwendung von glutenfreiem Keksteig)
- Nussfrei (bei Verwendung von nussfreien Schokoladenstückchen)
- Vegetarisch

VORLIEBEN

- Zuckerarme Option verfügbar

Ernährungswissenschaftlicher Expertentipp

Auswahl von Süßungsmitteln: Wenn Sie Ihren Zuckerkonsum reduzieren möchten, sollten Sie statt Kristallzucker oder braunem Zucker kohlenhydratarme Süßungsmittel wie Erythrit oder Mönchsfrucht verwenden.

Sicherheit von Plätzchenteig: Wenn Sie Bedenken haben, rohes Mehl zu essen, können Sie es bei niedriger Temperatur (ca. 175 °C /350 °F) ein paar Minuten lang wärmebehandeln, bevor Sie es in Ihren Keksteig mischen.

Tipps zur Textur: Um die Textur zu variieren, können Sie vor dem Einfrieren einige zerkleinerte Nüsse oder zusätzliche Schokoladensplitter unter die Eiscreme mischen!

Genießen Sie Ihr köstliches Eis! Dieses Rezept ist perfekt, um Ihre Naschkatzen mit cremiger Güte und köstlichen Plätzchenteig-Häppchen zu befriedigen!

Modellvariationen und Tipps

- Ninja Creami Original: Zweimal verarbeiten, wenn Sie eine cremigere Konsistenzbevorzugen.
- Ninja Creami Deluxe: Verwenden Sie die „Mix-In"-Funktion nach der Verarbeitung, um eine gleichmäßige Verteilung des Keksteigs zu gewährleisten.
- Ninja Creami Lite: Dieses Modell kann etwas längere Verarbeitungszeiten erfordern; prüfen Sie nach jedem Zyklus die gewünschte Konsistenz.
- Ninja Creami Pro: Verwenden Sie die „Gelato"-Funktion für ein noch dichteres und cremigeres Ergebnis.

Geburtstagstorten-Eiscreme

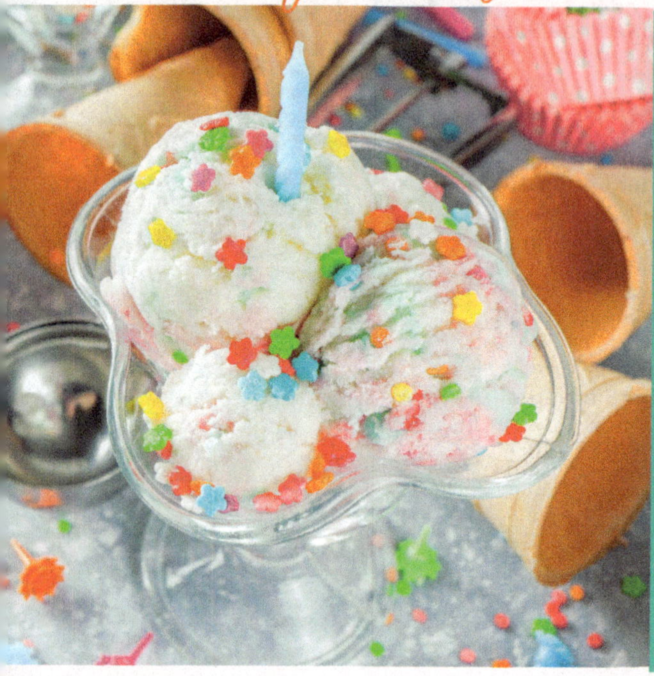

Zutaten:

Für die Eiscremebasis:

- 480 ml Sahne (oder Kokosnusscreme für eine milchfreie Variante)
- 240 ml Vollmilch (oder Mandelmilch für eine milchfreie Variante)
- 115 g Kristallzucker oder Süßstoff Ihrer Wahl (je nach Geschmack; für weniger Zucker können Sie Agavensirup oder Erythrit verwenden)
- 1 TL reiner Vanilleextrakt
- 1 TL Mandelextrakt
- Eine Prise Salz

Für die Kuchenmischung:

- 60 g Vanillekuchenmischung (bei Bedarf glutenfrei)
- 4 EL Streusel (verwenden Sie vegane Streusel für eine milchfreie Variante)

Portionen

Ergibt etwa 4 Portionen (je 120 ml)

Zubereitung:

1. Zutaten vermengen: In einem mittelgroßen Topf die Sahne, die Vollmilch, den Zucker (oder Süßstoff), den Vanilleextrakt, den Mandelextrakt und eine Prise Salz bei mittlerer Hitze verrühren, bis eine glatte Masse entsteht.
2. Gemisch abkühlen lassen: Lassen Sie die Mischung auf Zimmertemperatur abkühlen. Zum schnelleren Abkühlen die Masse in eine Schüssel geben und etwa 30 Minuten lang in den Kühlschrank stellen.
3. Basis einfrieren: Gießen Sie die abgekühlte Mischung in Ihren Ninja Creami Pint-Behälter. Stellen Sie sicher, dass er bis zur Fülllinie gefüllt ist, und stellen Sie ihn dann mindestens 24 Stunden in den Gefrierschrank.

Nährwertaufschlüsselung:

Kalorien	220 g
Eiweiß	3 g
Kohlenhydrate	22 g
Zucker	10 g
Fette	14 g
Ballaststoffe	0 g
Vitamine und Mineralien	
Vitamin C	0% DV
Kalzium	10% DV
Eisen	2% DV

Zubereitung:

4 Kuchenteig anrühren: In einer kleinen Schüssel die Vanillekuchenmischung mit einigen ELn Wasser oder Milch verrühren, bis sie eine teigähnliche Konsistenz hat. Dadurch erhält das Eis eine „Kuchen"-Textur.

5 Streusel hinzufügen: Die Streusel in die Kuchenteigmischung einrühren. Beiseitestellen.

6 Creami-Verarbeitung: Nach dem Einfrieren nehmen Sie den Behälter aus dem Gefrierschrank. Geben Sie ihn in Ihre Ninja Creami-Maschine, wählen Sie die Funktion „Eiscreme" und verarbeiten Sie die Mischung, bis sie glatt ist.

7 Tortenmischung hinzufügen: Den vorbereiteten Kuchenteig und die Streusel nach der Verarbeitung vorsichtig unter Eiscreme heben.

8 Servieren oder aufbewahren: Für eine weiche Konsistenz sofort genießen oder für eine festere Konsistenz in den Gefrierschrank stellen.

DIÄTETISCHE BESCHRÄNKUNGEN

- Glutenfrei (bei Verwendung einer glutenfreien Kuchenmischung)
- Nussfrei
- Vegane Option verfügbar

VORLIEBEN

- Zuckerarme Option verfügbar

Ernährungswissenschaftlicher Expertentipp

Auswahl der Kuchenmischung: Wenn Sie dieses Rezept gesünder gestalten möchten, sollten Sie eine zuckerarme oder glutenfreie Kuchenmischung verwenden, die Ihren Ernährungsgewohnheiten entspricht.

Auswahl der Streusel: Suchen Sie nach natürlich gefärbten Streuseln ohne künstliche Farbstoffe, wenn Sie eine saubere Zutatenliste bevorzugen.

Geschmacksvariationen: Für zusätzlichen Geschmack können Sie auch andere Extrakte wie z. B. Butterextrakt untermischen oder zerkleinerte Kekse für eine andere Textur hinzufügen!

Genießen Sie Ihre festliche Eiscreme! Dieses Rezept ist perfekt, um jeden Anlass mit cremiger Köstlichkeit und buntem Spaß zu feiern!

Modellvariationen und Tipps

- Ninja Creami Original: Zweimal verarbeiten, wenn Sie eine cremigere Konsistenz bevorzugen.
- Ninja Creami Deluxe: Verwenden Sie die „Mix-In"-Funktion nach der Verarbeitung, um eine gleichmäßige Verteilung von Kuchenteig und Streuseln zu gewährleisten.
- Ninja Creami Lite: Dieses Modell kann etwas längere Verarbeitungszeiten erfordern; prüfen Sie nach jedem Zyklus die gewünschte Konsistenz.
- Ninja Creami Pro: Verwenden Sie die „Gelato"-Funktion für ein noch dichteres und cremigeres Ergebnis.

Bubblegum-Eiscreme

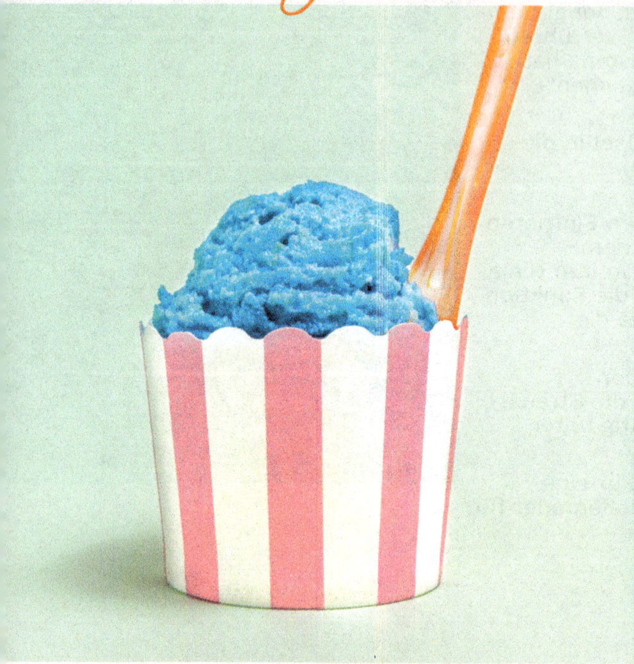

Zutaten:

Für die Eiscremebasis:

- 480 ml Sahne (oder Kokosnusscreme für eine milchfreie Variante)
- 240 ml Vollmilch (oder Mandelmilch für eine milchfreie Variante)
- 115 g Kristallzucker oder Süßstoff Ihrer Wahl (je nach Geschmack; für weniger Zucker können Sie Agavensirup oder Erythrit verwenden)
- 1 TL reiner Vanilleextrakt
- 1 TL Kaugummi-Aroma (erhältlich in Geschäften für Backbedarf)
- Ein paar Tropfen rosa Lebensmittelfarbe (optional)
- Eine Prise Salz

Für den Mix-In:

- 55 g Mini-Marshmallows (optional, für zusätzliche Textur)
- 4 EL bunte Streusel (optional, für zusätzlichen Spaß)

Portionen

Ergibt etwa 4 Portionen (je 120 ml)

Zubereitung:

1 Zutaten vermengen: In einem mittelgroßen Kochtopf Sahne, Vollmilch, Zucker (oder Süßstoff), Vanilleextrakt, Kaugummi-Aroma und eine Prise Salz bei mittlerer Hitze verquirlen, bis die Mischung glatt ist.

2 Farbe hinzufügen: Falls gewünscht, ein paar Tropfen rosa Lebensmittelfarbe hinzufügen, um den gewünschten Farbton zu erzielen. Umrühren, bis alles gleichmäßig vermischt ist.

Nährwertaufschlüsselung:

Kalorien	240 g
Eiweiß	3 g
Kohlenhydrate	20 g
Zucker	12 g
Fette	17 g
Ballaststoffe	0 g
Vitamine und Mineralien	
Vitamin C	0% DV
Kalzium	8% DV
Eisen	2% DV

Zubereitung:

3 Gemisch abkühlen lassen: Lassen Sie die Mischung auf Zimmertemperatur abkühlen. Zum schnelleren Abkühlen die Masse in eine Schüssel geben und etwa 30 Minuten lang in den Kühlschrank stellen.

4 Basis einfrieren: Gießen Sie die abgekühlte Mischung in Ihren Ninja Creami Pint-Behälter. Stellen Sie sicher, dass er bis zur Fülllinie gefüllt ist, und stellen Sie ihn dann mindestens 24 Stunden in den Gefrierschrank.

5 Creami-Verarbeitung: Nach dem Einfrieren nehmen Sie den Behälter aus dem Gefrierschrank. Geben Sie ihn in Ihre Ninja Creami-Maschine, wählen Sie die Funktion „Eiscreme" und verarbeiten Sie die Mischung, bis sie glatt ist.

6 Beigemischte Zutaten hinzufügen: Wenn Sie Mini-Marshmallows und Streusel verwenden, heben Sie diese nach der Verarbeitung vorsichtig unter Eiscreme.

7 Servieren oder aufbewahren: Für eine weiche Konsistenz sofort genießen oder für eine festere Konsistenz in den Gefrierschrank stellen.

DIÄTETISCHE BESCHRÄNKUNGEN

- Glutenfrei
- Nussfrei
- Vegetarisch

VORLIEBEN

- Zuckerarme Option verfügbar

Ernährungswissenschaftlicher Expertentipp

Auswahl der Aromastoffe: Achten Sie bei der Auswahl des Kaugummi-Aromas auf hochwertige Extrakte, die frei von künstlichen Zusatzstoffen sind. Sie finden diese in speziellen Backshops oder online.

Süßstoff-Optionen: Wenn Sie Ihren Zuckerkonsum reduzieren möchten, sollten Sie statt Kristallzucker kohlenhydratarme Süßungsmittel wie Erythrit oder Mönchsfrucht verwenden.

Texturverbesserungen: Für zusätzlichen Spaß können Sie zerkleinerte Gummibonbons oder andere Kaustrukturen als Beigabe hinzufügen!

Genießen Sie Ihre Eiscreme! Dieses Rezept ist perfekt für Kinder und Erwachsene, die sich eine nostalgische Leckerei gönnen wollen, die sowohl cremig als auch bunt ist!

Modellvariationen und Tipps

- Ninja Creami Original: Zweimal verarbeiten, wenn Sie eine cremigere Konsistenz bevorzugen.
- Ninja Creami Deluxe: Verwenden Sie nach der Verarbeitung die Funktion „Mix-In", um eine gleichmäßige Verteilung der Zutaten zu gewährleisten.
- Ninja Creami Lite: Dieses Modell kann etwas längere Verarbeitungszeiten erfordern; prüfen Sie nach jedem Zyklus die gewünschte Konsistenz.
- Ninja Creami Pro: Verwenden Sie die „Gelato"-Funktion für ein noch dichteres und cremigeres Ergebnis.

Kapitel 9

LUSTIGE MIX-INS UND TOPPINGS

Hausgemachter Schokoladensirup

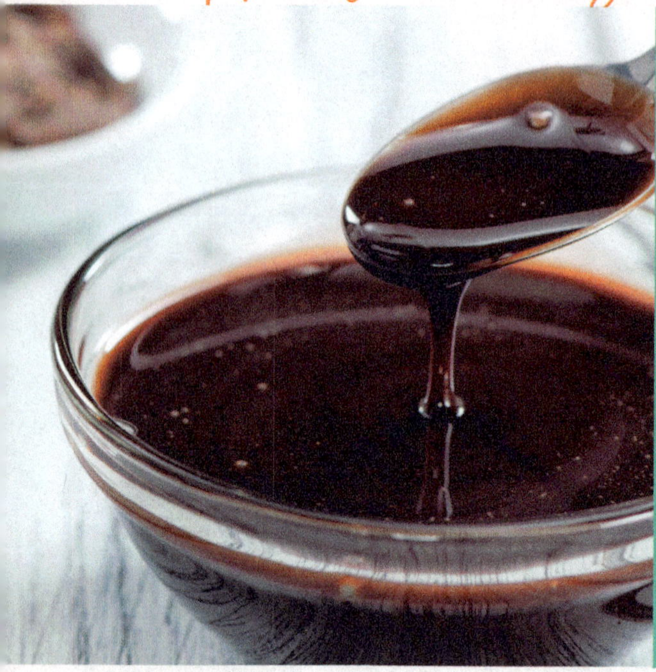

Zutaten:

- 120 g ungesüßtes Kakaopulver
- 240 ml Wasser
- 225 g Kristallzucker (oder Ihr bevorzugtes Süßungsmittel; nach Geschmack anpassen)
- 1 TL reiner Vanilleextrakt
- Eine Prise Salz

Portionen

Ergibt etwa 4 Portionen (je 120 ml)

Zubereitung:

1. Zutaten vermengen: In einem mittelgroßen Topf das Kakaopulver, das Wasser und den Zucker (oder Süßstoff) bei mittlerer Hitze verrühren.

2. Gemisch erhitzen: Die Mischung unter ständigem Rühren leicht aufkochen, damit sich das Kakaopulver und der Zucker vollständig auflösen.

Nährwertaufschlüsselung:

Kalorien	30 g
Eiweiß	0 g
Kohlenhydrate	8 g
Zucker	6 g
Fette	0 g
Ballaststoffe	1 g

Zubereitung:

3 Köcheln lassen: Sobald der Sirup kocht, die Hitze reduzieren und etwa 5 Minuten köcheln lassen, dabei häufig umrühren. Dadurch wird der Sirup dicker.

4 Aromastoffe hinzufügen: Vom Herd nehmen und den Vanilleextrakt und eine Prise Salz einrühren. Gut mischen, bis alles gut vermischt ist.

5 Abkühlen lassen: Lassen Sie den Schokoladensirup auf Zimmertemperatur abkühlen. Beim Abkühlen wird er weiter eindicken.

6 Aufbewahren: Den abgekühlten Schokoladensirup in einen luftdicht verschlossenen Behälter oder ein Glasgefäß mit Deckel füllen. Im Kühlschrank bis zu 2 Wochen aufbewahren.

DIÄTETISCHE BESCHRÄNKUNGEN

- Glutenfrei
- Nussfrei
- Vegan

VORLIEBEN

- Zuckerarme Option verfügbar

Ernährungswissenschaftlicher Expertentipp

Süßstoff-Optionen: Für eine zuckerärmere Version können Sie kohlenhydratarme Süßungsmittel wie Erythrit oder Stevia verwenden. Passen Sie die Menge an die gewünschte Süße an, da diese Süßungsmittel im Vergleich zu Zucker unterschiedlich süß sein können.

Auswahl des Kakaopulvers: Wählen Sie hochwertiges, ungesüßtes Kakaopulver, um den besten Geschmack in Ihrem Sirup zu erzielen.

Dickerer Sirup: Wenn Sie eine dickere Konsistenz bevorzugen, lassen Sie ihn länger köcheln, bis er die gewünschte Dicke erreicht hat.
Genießen Sie Ihren reichhaltigen und köstlichen hausgemachten Schokoladensirup! Dieser vielseitige Sirup eignet sich perfekt, um Ihren Lieblingsspeisen einen Hauch von schokoladiger Güte zu verleihen!

Modellvariationen und Tipps

- Über Eiscreme, Pfannkuchen, Waffeln oder Desserts träufeln.
- Verwenden Sie es als Topping für Joghurt oder Smoothies.
- Für selbstgemachte Schokoladenmilch in Milch oder Milchalternativen einrühren.

Beerenkompott

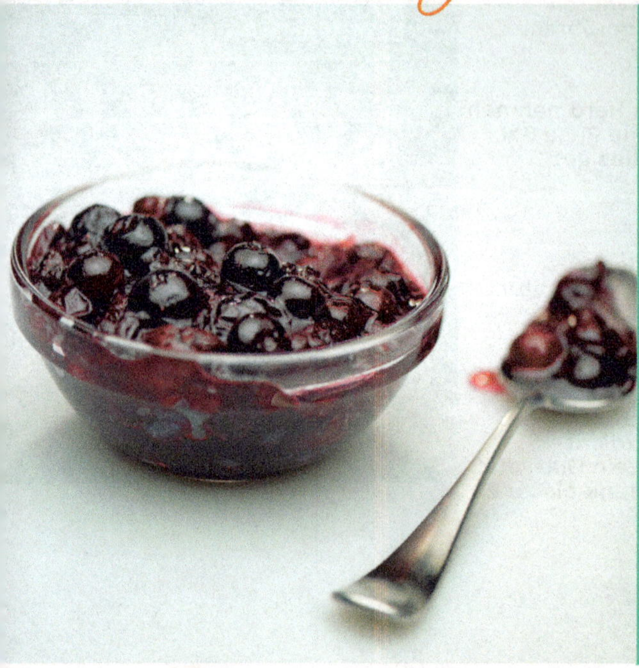

Zutaten:

- 450 g gemischte Beeren (frisch oder gefroren; Erdbeeren, Heidelbeeren, Himbeeren, Brombeeren)
- 55 g Kristallzucker (oder Ihr bevorzugtes Süßungsmittel; nach Geschmack anpassen)
- 1 EL Zitronensaft
- 1 TL Vanilleextrakt (wahlweise)
- Eine Prise Salz

Portionen

Ergibt etwa 4 Portionen (je 120 ml)

Zubereitung:

1 Beeren vorbereiten: Wenn Sie frische Beeren verwenden, spülen Sie sie unter kaltem Wasser ab. Wenn Sie gefrorene Beeren verwenden, müssen Sie sie nicht auftauen.

2 Zutaten vermengen: In einem mittelgroßen Topf die gemischten Beeren, Zucker (oder Süßstoff), Zitronensaft und eine Prise Salz vermischen.

Nährwertaufschlüsselung:

Kalorien	30 g
Eiweiß	0 g
Kohlenhydrate	8 g
Zucker	6 g
Fette	0 g
Ballaststoffe	1 g

Zubereitung:

3 Gemisch kochen: Erhitzen Sie die Mischung bei mittlerer Hitze. Vorsichtig umrühren, bis sich der Zucker auflöst. Lassen Sie die Mischung leicht köcheln.

4 Köcheln lassen: Die Beerenmischung etwa 10 Minuten lang köcheln lassen, dabei gelegentlich umrühren. Die Beeren zersetzen sich und geben ihren Saft ab, sodass eine sirupartige Konsistenz entsteht. Wenn Sie ein glatteres Kompott bevorzugen, können Sie einige der Beeren mit dem Rücken eines Löffels oder einer Gabel zerdrücken.

5 Vanille hinzufügen (optional): Falls gewünscht, in der letzten Minute der Garzeit Vanilleextrakt einrühren, um den Geschmack zu verstärken.

6 Abkühlen lassen: Den Topf vom Herd nehmen und das Kompott leicht abkühlen lassen. Es wird beim Abkühlen eindicken.

7 Aufbewahren: Das abgekühlte Beerenkompott in einen luftdichten Behälter füllen und bis zu einer Woche im Kühlschrank aufbewahren.

DIÄTETISCHE BESCHRÄNKUNGEN

- Glutenfrei
- Nussfrei
- Vegan

VORLIEBEN

- Zuckerarme Option verfügbar

Ernährungswissenschaftlicher Expertentipp

Auswahl der Beeren: Achten Sie bei der Auswahl der Beeren auf leuchtende Farben und eine feste Konsistenz. Frische Beeren sollten duften und prall sein, gefrorene Beeren sollten keine Eiskristalle aufweisen.

Süßstoff-Optionen: Für eine zuckerärmere Version können Sie statt Kristallzucker kohlenhydratarme Süßungsmittel wie Erythrit oder Stevia verwenden. Passen Sie die Menge je nach gewünschter Süße an, da diese Süßungsmittel im Vergleich zu Zucker unterschiedlich süß sein können.

Geschmacksvariationen: Experimentieren Sie ruhig mit anderen Geschmacksrichtungen, indem Sie Gewürze wie Zimt oder Muskatnuss hinzufügen oder andere Früchte wie Pfirsiche oder Äpfel für ein gemischtes Obstkompott verwenden!

Genießen Sie Ihr köstliches Beerenkompott! Dieses vielseitige Kompott ist perfekt, um Ihren Lieblingsgerichten einen fruchtigen Geschmack zu verleihen!

Modellvariationen und Tipps

- Warm oder kalt über Pfannkuchen, Waffeln oder French Toast servieren.
- Als Topping für Joghurt oder Haferflocken verwenden.
- Über Eiscreme oder Käsekuchen träufeln.
- In Smoothies einarbeiten oder als Füllung für Gebäck verwenden.

Hausgemachte Karamellsauce

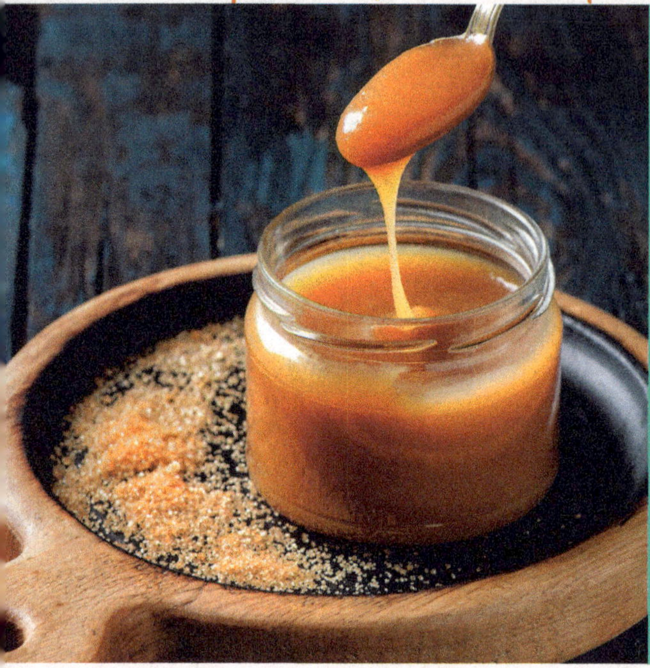

Zutaten:

- 225 g Kristallzucker (oder ein kohlenhydratarmes Süßungsmittel wie Erythrit für eine zuckerfreie Variante)
- 80 g ungesalzene Butter (oder Kokosnussöl für milchfreie Produkte)
- 120 ml Schlagsahne (oder Kokosnusscreme für milchfreie Produkte)
- 1 TL reiner Vanilleextrakt
- Eine Prise Salz

Portionen

Ergibt etwa 4 Portionen (je 120 ml)

Zubereitung:

1. Zucker schmelzen: In einem mittelgroßen Topf bei mittlerer Hitze den Kristallzucker hinzufügen. Mit einem Holzlöffel oder einem Silikonspatel ständig umrühren, während der Zucker schmilzt. Seien Sie geduldig; er wird verklumpen, bevor er sich vollständig verflüssigt hat.

2. Kochen, bis er golden ist: Sobald der Zucker geschmolzen ist und eine goldgelbe Farbe angenommen hat, sofort vom Herd nehmen, damit er nicht anbrennt.

Nährwertaufschlüsselung:

Kalorien	60 g
Eiweiß	0 g
Kohlenhydrate	10 g
Zucker	9 g
Fette	3 g
Ballaststoffe	0 g

Zubereitung:

3 Butter hinzufügen: Die Butter zügig zum geschmolzenen Zucker geben und rühren, bis sie vollständig geschmolzen und verbunden ist. Die Mischung wird Blasen werfen, also vorsichtig sein.

4 Sahne hinzufügen: Nach und nach die Sahne unter ständigem Rühren dazugeben. Die Mischung wird erneut Blasen werfen, also weiterrühren, bis sie glatt ist.

5 Abschmecken und salzen: Vom Herd nehmen und den Vanilleextrakt und eine Prise Salz einrühren. Gut mischen, bis alles gut vermischt ist.

6 Abkühlen lassen: Lassen Sie die Karamellsauce etwas abkühlen, bevor Sie sie in einen luftdichten Behälter umfüllen.

7 Aufbewahren: Im Kühlschrank bis zu zwei Wochen aufbewahren. Vor dem Gebrauch vorsichtig in der Mikrowelle oder auf dem Herd erwärmen, da er beim Abkühlen eindickt.

DIÄTETISCHE BESCHRÄNKUNGEN

- Glutenfrei
- Nussfrei
- Vegetarisch

VORLIEBEN

- Zuckerarme Option verfügbar

Ernährungswissenschaftlicher Expertentipp

Auswahl der Süßungsmittel: Wenn Sie sich für eine zuckerfreie Version entscheiden, ist Erythrit eine gute Wahl, da es nur minimale Auswirkungen hat. Passen Sie die Menge je nach gewünschter Süße an, da diese Süßungsmittel im Vergleich zu Zucker unterschiedlich süß sein können.

Tipps zur Aufbewahrung: Bewahren Sie übrig gebliebene Karamellsauce in einem luftdichten Behälter im Kühlschrank auf, damit Sie bei Bedarf schnell darauf zugreifen können!

Dickere Sauce: Wenn Sie eine dickere Karamellsauce bevorzugen, lassen Sie sie nach dem Hinzufügen der Sahne länger köcheln, bis sie die gewünschte Konsistenz erreicht hat.

Genießen Sie Ihre reichhaltige und köstliche selbstgemachte Karamellsauce! Diese vielseitige Sauce ist perfekt, um Ihren Lieblingsspeisen einen Hauch von Süße zu verleihen!

Modellvariationen und Tipps

- Über Eiscreme, Pfannkuchen, Waffeln oder Desserts träufeln.
- Verwendung als Füllung für Kuchen oder Gebäck.
- Für zusätzliche Süße in Kaffee oder heiße Schokolade mischen.

Nuss- und Samenkrokant

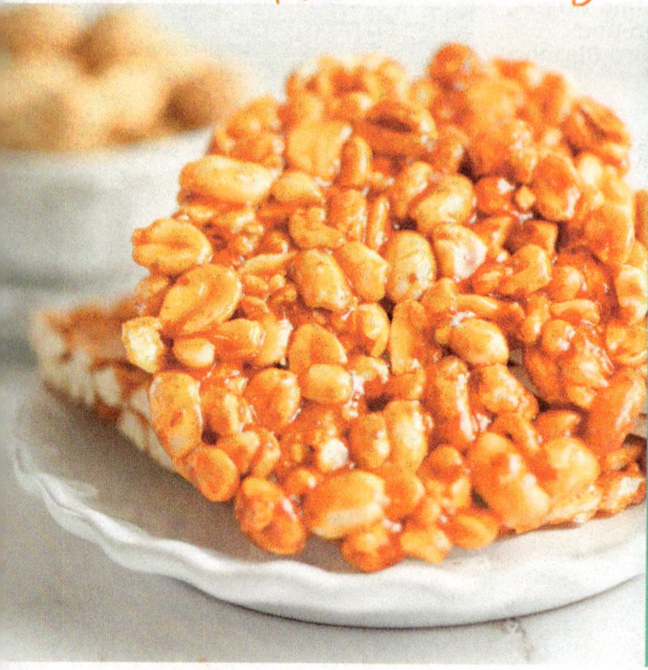

Zutaten:

- 225 g gemischte Nüsse (wie Mandeln, Walnüsse, Pekannüsse oder Cashews) oder Samen (wie Kürbiskerne, Sonnenblumenkerne oder Sesam)
- 225 g Kristallzucker (oder ein kohlenhydratarmes Süßungsmittel wie Erythrit für eine zuckerfreie Variante)
- 60 ml Wasser
- 1/4 TL Salz
- 1 TL Vanilleextrakt (wahlweise)
- 1/2 TL Backpulver (optional, für eine leichtere Textur)

Portionen

Ergibt etwa 4 Portionen (je 120 ml)

Zubereitung:

1. Backblech vorbereiten: Legen Sie ein Backblech mit Pergamentpapier oder einer Silikonbackmatte aus. Beiseitestellen.

2. Zucker und Wasser vermischen: In einem mittelgroßen Topf bei mittlerer Hitze den Kristallzucker und das Wasser vermischen. Umrühren, bis sich der Zucker auflöst.

3. Gemisch kochen: Die Mischung ohne Umrühren aufkochen lassen. Weiter kochen, bis sie eine goldgelbe Farbe annimmt, etwa 8-10 Minuten. Verwenden Sie ein Bonbonthermometer, um zu prüfen, ob die Mischung hart ist (ca. 150 °C / 300 °F).

Nährwertaufschlüsselung:

Kalorien	180 g
Eiweiß	4 g
Kohlenhydrate	20 g
Zucker	12 g
Fette	10 g
Ballaststoffe	2 g

Zubereitung:

4 Nüsse/Samen hinzufügen: Sobald die Zuckermischung die gewünschte Farbe erreicht hat, nehmen Sie sie schnell vom Herd und rühren Sie die gemischten Nüsse oder Samen und das Salz ein. Wenn Sie Vanilleextrakt und Backpulver verwenden, fügen Sie diese in diesem Stadium hinzu und rühren Sie, bis alles gut vermischt ist.

5 Auf das Backblech gießen: Die Nuss-Samen-Mischung sofort auf das vorbereitete Backblech gießen und mit einem Spatel gleichmäßig verteilen. Seien Sie vorsichtig, da die Mischung sehr heiß sein wird.

6 Abkühlen lassen: Lassen Sie den Krokant bei Raumtemperatur vollständig abkühlen, bis er ausgehärtet ist, etwa 30 Minuten.

7 In Stücke brechen: Nach dem Abkühlen den Krokant in Stücke der gewünschten Größe brechen.

8 lAufbewahren: In einem luftdichten Behälter bei Raumtemperatur bis zu zwei Wochen aufbewahren.

DIÄTETISCHE BESCHRÄNKUNGEN

- Glutenfrei
- Nussfreie Option verfügbar (wenn nur Samen verwendet werden)
- Vegane Option verfügbar

VORLIEBEN

- Zuckerarme Option verfügbar

Ernährungswissenschaftlicher Expertentipp

Auswahl der Nüsse/Samen: Sie können Ihren Krokant mit Ihren Lieblingsnüssen und -samen verfeinern. Sie können auch getrocknete Früchte wie Cranberries oder Aprikosen für zusätzlichen Geschmack und Textur hinzufügen!

Süßstoff-Optionen: Wenn Sie sich für eine zuckerfreie Variante entscheiden, eignet sich Erythrit sehr gut; beachten Sie jedoch, dass es nicht so leicht karamellisiert wie normaler Zucker.

Tipps zur Lagerung: Um die Frische zu erhalten, bewahren Sie Ihren Krokant in einem luftdichten Behälter auf, der vor direkter Sonneneinstrahlung und Feuchtigkeit geschützt ist.

Genießen Sie Ihren köstlichen Nuss- und Samenkrokant! Diese knusprige Leckerei ist perfekt, um Ihren Heißhunger auf Süßes zu stillen und bietet gleichzeitig nahrhafte Vorteile!

Modellvariationen und Tipps

- Genießen Sie sie als Snack für sich allein.
- Als Topping für Joghurt oder Eiscreme verwenden.
- Als knusprige Beilage über Salate bröseln.

Bonbon-Streusel

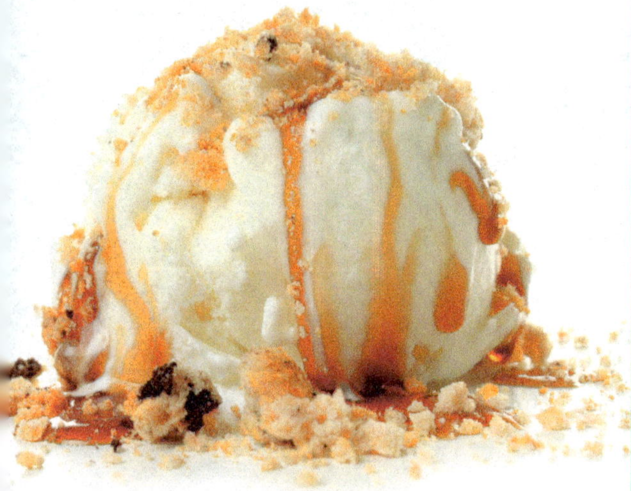

Zutaten:

Für die Streusel:

- 150 g Haferflocken (bei Bedarf glutenfreie Haferflocken verwenden)
- 115 g Mehl (oder Mandelmehl für eine glutenfreie Variante)
- 115 g brauner Zucker (oder Kokosnusszucker für eine niedrigere glykämische Option; je nach Geschmack)
- 4 EL ungesalzene Butter, geschmolzen (oder Kokosnussöl für milchfreie Produkte)
- 1/2 TL Zimt (wahlweise)
- Eine Prise Salz

Für den Süßigkeiten-Mix-In:

- 120 g gemischte Süßigkeiten (z. B. Schokoladenchips, M&Ms, Gummibärchen oder gehackte Schokoriegel)
- Optional: 55 g Mini-Marshmallows für zusätzliche Textur und Süße

Portionen

Nährwertaufschlüsselung (pro Portion - etwa 60 ml)

Zubereitung:

1 Backofen vorheizen: Heizen Sie den Backofen auf 175 °C (350 °F) vor.

2 Trockene Zutaten mischen: In einer großen Rührschüssel Haferflocken, Mehl, braunen Zucker, Zimt (falls verwendet) und Salz vermischen. Gut mischen.

Nährwertaufschlüsselung:

Kalorien	180 g
Eiweiß	3 g
Kohlenhydrate	30 g
Zucker	12 g
Fette	7 g
Ballaststoffe	2 g

Zubereitung:

3 Feuchte Zutaten hinzufügen: Die geschmolzene Butter (oder das Kokosnussöl) in die trockene Mischung gießen. Umrühren, bis alles gut vermischt und krümelig ist.

4 Auf Backblech verteilen: Ein Backblech mit Pergamentpapier auslegen. Die Streuselmischung gleichmäßig auf dem Blech verteilen.

5 Backen: Im vorgeheizten Ofen ca. 15-20 Minuten goldbraun backen, dabei nach der Hälfte der Zeit umrühren, um ein gleichmäßiges Backen zu gewährleisten.

6 Auskühlen lassen: Aus dem Ofen nehmen und auf dem vollständig abkühlen lassen.

7 Süßigkeiten untermischen: Sobald die Streusel abgekühlt sind, die Bonbons nach Wahl und die Mini-Marshmallows (falls verwendet) vorsichtig unterheben.

8 Aufbewahren: Die Bonbonstreusel in einen luftdichten Behälter füllen. Bei Raumtemperatur bis zu einer Woche aufbewahren.

DIÄTETISCHE BESCHRÄNKUNGEN

- Glutenfrei
- Nussfreie Option verfügbar
- Vegetarisch

VORLIEBEN

- Zuckerarme Option verfügbar

Ernährungswissenschaftlicher Expertentipp

Auswahl der Süßigkeiten: Sie können Ihren Bonbon-Streusel mit dunklen Schokoladensplittern verfeinern oder natürliche Fruchtsnacks für eine gesündere Variante verwenden.

Süßstoff-Optionen: Wenn Sie Ihren Zuckerkonsum reduzieren möchten, sollten Sie statt braunem Zucker einen kohlenhydratarmen Süßstoff wie Erythrit oder Mönchsfrucht verwenden.

Tipps zur Lagerung: Um die Frische zu erhalten, bewahren Sie die Streusel in einem luftdichten Behälter auf, der vor direkter Sonneneinstrahlung und Feuchtigkeit geschützt ist.

Genießen Sie Ihren köstlichen Bonbon-Streusel! Diese süße und knusprige Leckerei ist perfekt, um Ihren Desserts eine lustige Wendung zu geben!

Modellvariationen und Tipps

- Als Topping für Joghurt oder Eiscreme verwenden.
- Über Haferflocken oder Smoothie-Bowls streuen.
- Genießen Sie sie als Snack für sich allein.

Kapitel 10

REZEPTE FÜR BESONDERE ANLÄSSE

Feiertags-Pfefferminz-Eiscreme

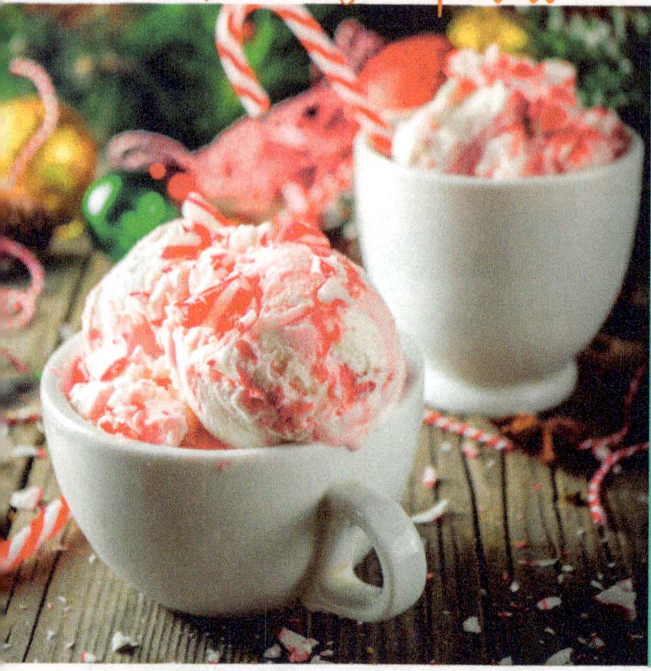

Zutaten:

Für die Eiscremebasis:

- 480 ml Sahne (oder Kokosnusscreme für eine milchfreie Variante)
- 240 ml Vollmilch (oder Mandelmilch für eine milchfreie Variante)
- 115 g Kristallzucker oder Süßstoff Ihrer Wahl (je nach Geschmack; für weniger Zucker können Sie Agavensirup oder Erythrit verwenden)
- 1 TL reiner Vanilleextrakt
- 1/2 TL Pfefferminzextrakt (je nach Vorliebe anpassen)
- Eine Prise Salz

Für den Mix-In:

- 115 g zerdrückte Pfefferminzbonbons oder Zuckerstangen (plus extra zum Garnieren)

Portionen

Ergibt etwa 4 Portionen (je 120 ml)

Zubereitung:

1 Zutaten vermengen: In einem mittelgroßen Topf die Sahne, die Vollmilch, den Zucker (oder Süßstoff), den Vanilleextrakt, den Pfefferminzextrakt und eine Prise Salz bei mittlerer Hitze verrühren, bis eine glatte Masse entsteht.

2 Gemisch abkühlen lassen: Lassen Sie die Mischung auf Zimmertemperatur abkühlen. Zum schnelleren Abkühlen die Masse in eine Schüssel geben und etwa 30 Minuten lang in den Kühlschrank stellen.

Nährwertaufschlüsselung:

Kalorien	210 g
Eiweiß	3 g
Kohlenhydrate	18 g
Zucker	10 g
Fette	15 g
Ballaststoffe	0 g
Vitamine und Mineralien	
Vitamin C	0% DV
Kalzium	10% DV
Eisen	2% DV

Zubereitung:

3 Basis einfrieren: Gießen Sie die abgekühlte Mischung in Ihren Ninja Creami Pint-Behälter. Stellen Sie sicher, dass er bis zur Fülllinie gefüllt ist, und stellen Sie ihn dann mindestens 24 Stunden in den Gefrierschrank.

4 Creami-Verarbeitung: Nach dem Einfrieren nehmen Sie den Behälter aus dem Gefrierschrank. Geben Sie ihn in Ihre Ninja Creami-Maschine, wählen Sie die Funktion „Eiscreme“ und verarbeiten Sie die Mischung, bis sie glatt ist.

5 Pfefferminzbonbons hinzufügen: Die zerstoßenen Pfefferminzbonbons nach der Verarbeitung vorsichtig unterheben.

6 Servieren oder aufbewahren: Für eine weiche Konsistenz sofort genießen oder für eine festere Konsistenz wieder in den Gefrierschrank stellen. Falls gewünscht, vor dem Servieren mit weiteren zerstoßenen Pfefferminzbonbons garnieren.

DIÄTETISCHE BESCHRÄNKUNGEN

- Glutenfrei
- Nussfrei
- Vegetarisch

VORLIEBEN

- Zuckerarme Option verfügbar

Ernährungswissenschaftlicher Expertentipp

Auswahl des Pfefferminzextrakts: Um den besten Geschmack zu erzielen, sollten Sie sich für reinen Pfefferminzextrakt entscheiden und nicht für ein Imitationsaroma. Passen Sie die Menge entsprechend Ihrer Vorliebe für den Minzgeschmack an.

Zerkleinerte Zuckerstangen: Die Zuckerstangen lassen sich leicht zerkleinern, indem man sie in einen Beutel mit Verschluss gibt und mit einem Nudelholz oder einem Hammer in kleine Stücke schlägt.

Süßstoff-Optionen: Wenn Sie Ihren Zuckerkonsum reduzieren möchten, sollten Sie statt Kristallzucker kohlenhydratarme Süßungsmittel wie Erythrit oder Mönchsfrucht verwenden.

Genießen Sie Ihre festliche Feiertags-Pfefferminz-Eiscreme! Diese erfrischende Leckerei ist perfekt, um die Feiertage mit cremiger Güte und herrlichem Minzgeschmack zu feiern!

Modellvariationen und Tipps

- Ninja Creami Original: Zweimal verarbeiten, wenn Sie eine cremigere Konsistenz bevorzugen.
- Ninja Creami Deluxe: Verwenden Sie nach der Verarbeitung die Funktion „Einmischen“, um eine gleichmäßige Verteilung der Pfefferminzbonbons zu gewährleisten.
- Ninja Creami Lite: Dieses Modell kann etwas längere Verarbeitungszeiten erfordern; prüfen Sie nach jedem Zyklus die gewünschte Konsistenz.
- Ninja Creami Pro: Verwenden Sie die „Gelato“-Funktion für ein noch dichteres und cremigeres Ergebnis.

Valentinstag-Schokoladen-Erdbeer-Eiscreme

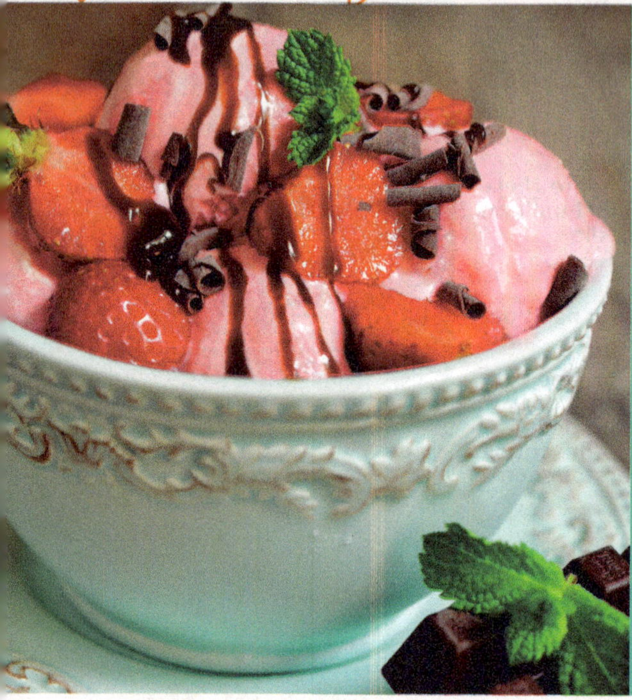

Zutaten:

Für die Eiscremebasis:

- 480 ml Sahne (oder Kokosnusscreme für eine milchfreie Variante)
- 240 ml Vollmilch (oder Mandelmilch für eine milchfreie Variante)
- 115 g Kristallzucker oder Süßstoff Ihrer Wahl (je nach Geschmack; für weniger Zucker können Sie Agavensirup oder Erythrit verwenden)
- 1 TL reiner Vanilleextrakt
- Eine Prise Salz

Für die Erdbeerschicht:

- 225 g frische Erdbeeren, geschält und in Scheiben geschnitten (oder Tiefkühl-Erdbeeren, aufgetaut)
- 55 g Kristallzucker (oder Ihr bevorzugtes Süßungsmittel; nach Geschmack anpassen)
- 1 EL Zitronensaft

Für den Schokoladenwirbel:

- 115 g dunkle Schokoladensplitter (bei Bedarf milchfrei)
- 2 EL Kokosnussöl (oder ein anderes neutrales Öl)

Portionen

Ergibt etwa 4 Portionen (je 120 ml)

Zubereitung:

1 Erdbeerpüree zubereiten: Frische oder aufgetaute Erdbeeren, Zucker (oder Süßstoff) und Zitronensaft in einen Mixer geben. Pürieren, bis es glatt ist. Wenn Sie eine gewisse Konsistenz bevorzugen, können Sie ein paar Erdbeerscheiben zurückbehalten und später untermischen.

2 Mischung abkühlen lassen: Das Erdbeerpüree in eine Schüssel geben und bis zur Verwendung in den Kühlschrank stellen.

Nährwertaufschlüsselung:

Kalorien	250 g
Eiweiß	3 g
Kohlenhydrate	22 g
Zucker	10 g
Fette	17 g
Ballaststoffe	1 g
Vitamine und Mineralien	
Vitamin C	15% DV
Kalzium	10% DV
Eisen	4% DV

Zubereitung:

3 Zutaten vermengen: In einem mittelgroßen Topf Sahne, Vollmilch, Zucker (oder Süßstoff), Vanilleextrakt und eine Prise Salz bei mittlerer Hitze verquirlen, bis die Mischung glatt ist.

4 Gemisch abkühlen lassen: Lassen Sie die Mischung auf Zimmertemperatur abkühlen. Zum schnelleren Abkühlen die Masse in eine Schüssel geben und etwa 30 Minuten lang in den Kühlschrank stellen.

5 Basis einfrieren: Gießen Sie die abgekühlte Mischung in Ihren Ninja Creami Pint-Behälter. Stellen Sie sicher, dass er bis zur Fülllinie gefüllt ist, und stellen Sie ihn dann mindestens 24 Stunden in den Gefrierschrank.

6 Die Schokolade schmelzen: In einer mikrowellengeeigneten Schüssel oder in einem Wasserbad die Zartbitterschokolade mit dem Kokosöl schmelzen, bis sie glatt ist. Gut umrühren, um sie zu verbinden.

7 Abkühlen: Lassen Sie die geschmolzene Schokolade vor der Verwendung etwas abkühlen.

8 Creami-Verarbeitung: Nach dem Einfrieren der Eiscremebasis nehmen Sie diese aus dem Gefrierfach. Geben Sie sie in Ihre Ninja Creami-Maschine, wählen Sie die Funktion „Eiscreme" und verarbeiten Sie sie, bis sie glatt ist.

9 Erdbeerpüree hinzufügen: Heben Sie das Erdbeerpüree nach der Verarbeitung vorsichtig unter. Wenn Sie einige Erdbeerscheiben zurückbehalten haben, fügen Sie sie jetzt hinzu, um die Textur zu verbessern.

10 Schokoladenwirbel hinzufügen: Die geschmolzene Schokolade über die Eiscreme träufeln und mit einem Spatel vorsichtig einarbeiten.

11 Servieren oder aufbewahren: Für eine weiche Konsistenz sofort genießen oder für eine festere Konsistenz in den Gefrierschrank stellen.

DIÄTETISCHE BESCHRÄNKUNGEN

- Glutenfrei
- Nussfrei
- Vegetarisch

VORLIEBEN

- Zuckerarme Option verfügbar

Modellvariationen und Tipps

- Ninja Creami Original: Zweimal verarbeiten, wenn Sie eine cremigere Konsistenz bevorzugen.
- Ninja Creami Deluxe: Verwenden Sie die „Mix-In"-Funktion nach der Verarbeitung, um eine gleichmäßige Verteilung von Erdbeerpüree und Schokostreusel zu gewährleisten.
- Ninja Creami Lite: Dieses Modell kann etwas längere Verarbeitungszeiten erfordern; prüfen Sie nach jedem Zyklus die gewünschte Konsistenz.
- Ninja Creami Pro: Verwenden Sie die „Gelato"-Funktion für ein noch dichteres und cremigeres Ergebnis.

Oster-Karottenkuchen-Eiscreme

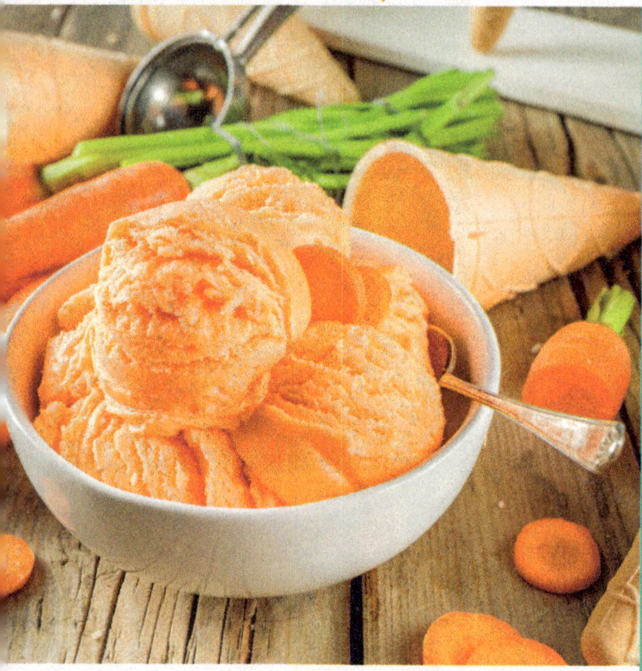

Zutaten:

Für die Eiscremebasis:

- 480 ml Sahne (oder Kokosnusscreme für eine milchfreie Variante)
- 240 ml Vollmilch (oder Mandelmilch für eine milchfreie Variante)
- 115 g Kristallzucker oder Süßstoff Ihrer Wahl (je nach Geschmack; für weniger Zucker können Sie Agavensirup oder Erythrit verwenden)
- 1 TL reiner Vanilleextrakt
- Eine Prise Salz

Für das Karottenkuchen-Mix-In:

- 120 g Karottenkuchenmischung (bei Bedarf glutenfrei)
- 115 g geriebene Möhren (frisch oder abgepackt)
- 55 g zerdrückte Ananas, abgetropft (optional für Feuchtigkeit und Geschmack)
- 1 TL gemahlener Zimt
- 1/4 TL Muskatnuss (optional)

Für den Frischkäse-Strudel:

- 115 g Frischkäse, erweicht (oder milchfreier Frischkäse für eine vegane Variante)
- 4 EL Puderzucker (oder Süßstoff in Pulverform)
- 1 TL Vanilleextrakt

Portionen

Ergibt etwa 4 Portionen (je 120 ml).

Zubereitung:

1 Zutaten vermengen: In einem mittelgroßen Topf Sahne, Vollmilch, Zucker (oder Süßstoff), Vanilleextrakt und eine Prise Salz bei mittlerer Hitze verquirlen, bis die Mischung glatt ist.

2 Gemisch abkühlen lassen: Lassen Sie die Mischung auf Zimmertemperatur abkühlen. Zum schnelleren Abkühlen die Masse in eine Schüssel geben und etwa 30 Minuten lang in den Kühlschrank stellen.

Nährwertaufschlüsselung:

Kalorien	280 g
Eiweiß	4 g
Kohlenhydrate	28 g
Zucker	12 g
Fette	18 g
Ballaststoffe	1 g
Vitamine und Mineralien	
Vitamin C	2% DV
Kalzium	10% DV
Eisen	4% DV

Zubereitung:

3 Basis einfrieren: Gießen Sie die abgekühlte Mischung in Ihren Ninja Creami Pint-Behälter. Stellen Sie sicher, dass er bis zur Fülllinie gefüllt ist, und stellen Sie ihn dann mindestens 24 Stunden in den Gefrierschrank.

4 Die Zutaten für den Karottenkuchen vermengen: In einer Rührschüssel die Karottenkuchenmischung, geriebene Karotten, zerdrückte Ananas (falls verwendet), gemahlenen Zimt und Muskatnuss vermischen. Mischen, bis alles gut vermischt ist.

5 Frischkäse-Strudel zubereiten: In einer anderen Schüssel den weichen Frischkäse, den Puderzucker und den Vanilleextrakt verrühren, bis die Masse glatt und cremig ist.

6 Creami-Verarbeitung: Nach dem Einfrieren der Eiscremebasis nehmen Sie diese aus dem Gefrierfach. Geben Sie sie in Ihre Ninja Creami-Maschine, wählen Sie die Funktion „Eiscreme" und verarbeiten Sie sie, bis sie glatt ist.

7 Karottenkuchen-Mischung hinzufügen: Nach der Verarbeitung die Karottenkuchenmischung vorsichtig unterheben.

8 Frischkäse einrühren: Geben Sie die Frischkäsemischung in Klecksen auf das Eis und rühren Sie sie mit einem Spatel vorsichtig ein, um einen marmorierten Effekt zu erzielen.

9 Servieren oder aufbewahren: Für eine weiche Konsistenz sofort genießen oder für eine festere Konsistenz in den Gefrierschrank stellen.

Ernährungswissenschaftlicher Expertentipp

Auswahl der Karotten: Achten Sie bei der Auswahl der Karotten auf feste Karotten ohne weiche Stellen oder Flecken. Frisch geriebene Karotten bieten eine bessere Textur und einen besseren Geschmack.

Genießen Sie Ihr köstliches Eis! Diese festliche Leckerei ist perfekt, um den Frühling mit cremiger Güte und köstlichen Geschmacksrichtungen zu feiern!

DIÄTETISCHE BESCHRÄNKUNGEN

- Glutenfrei (bei Verwendung einer glutenfreien Kuchenmischung)
- Nussfrei
- Vegetarisch

VORLIEBEN

- Zuckerarme Option verfügbar

Modellvariationen und Tipps

- Ninja Creami Original: Zweimal verarbeiten, wenn Sie eine cremigere Konsistenz bevorzugen.
- Ninja Creami Deluxe: Verwenden Sie die „Mix-In"-Funktion nach der Verarbeitung, um eine gleichmäßige Verteilung von Karottenkuchen und Frischkäse-Swirl sicherzustellen.
- Ninja Creami Lite: Dieses Modell kann etwas längere Verarbeitungszeiten erfordern; prüfen Sie nach jedem Zyklus die gewünschte Konsistenz.
- Ninja Creami Pro: Verwenden Sie die „Gelato"-Funktion für ein noch dichteres und cremigeres Ergebnis.

Kapitel 11

SCHLUSS-FOLGERUNG

Dankbarkeit für Ihre Investition in die Gesundheit

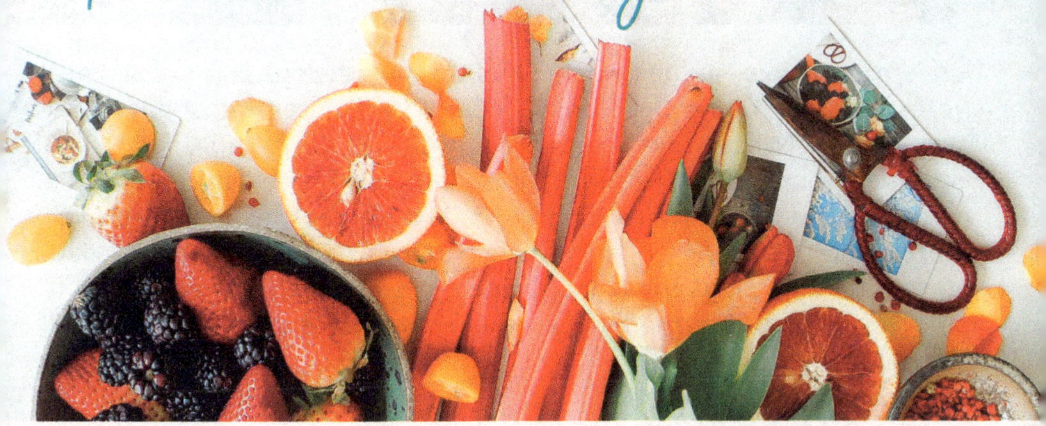

Da wir uns dem Ende von The Nutritionist Ninja Creami Cookbook: Guilt-Free Guide to Deliciously Healthy Recipes nähern, möchte ich mir einen Moment Zeit nehmen, um Ihnen von Herzen dafür zu danken, dass Sie mich auf dieser wunderbaren Reise in die Welt der hausgemachten Tiefkühlleckereien begleitet haben. Ich hoffe, Sie fühlen sich inspiriert und ermutigt, Ihre eigenen köstlichen Eiscremes, Sorbets und Desserts zu kreieren, die nicht nur Ihren Heißhunger stillen, sondern auch Ihren Körper nähren und mit Ihren Gesundheitszielen übereinstimmen.

Die Rezepte auf diesen Seiten wurden mit Sorgfalt zusammengestellt und vereinen meine Leidenschaft für Ernährung mit der Freude am Kochen. Jede Kugel Eis oder jede Kugel Sorbet ist eine Gelegenheit, sich ohne schlechtes Gewissen etwas zu gönnen, in dem Wissen, dass Sie gesunde Zutaten verwenden, die auf Ihre Vorlieben zugeschnitten sind. Denken Sie daran, dass es beim Kochen nicht nur darum geht, Rezepte zu befolgen; es geht darum, Aromen zu erforschen, mit Zutaten zu experimentieren und vor allem den Prozess zu genießen.

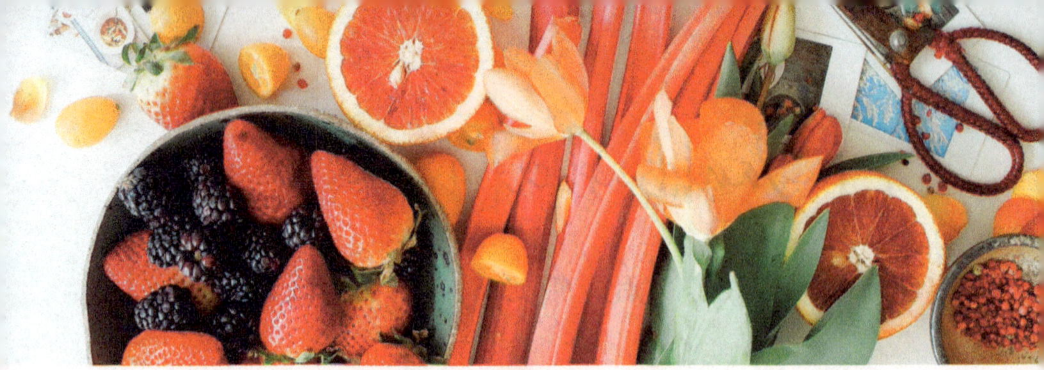

Ich ermutige Sie, in der Küche kreativ zu werden. Zögern Sie nicht, Rezepte nach Ihrem Geschmack oder Ihren Ernährungsbedürfnissen abzuändern. Nutzen Sie dieses Kochbuch als Grundlage, auf der Sie aufbauen können, und lassen Sie Ihrer Fantasie freien Lauf, während Sie neue Geschmackskombinationen und Texturen entdecken. Ganz gleich, ob Sie einen besonderen Anlass feiern, einen ruhigen Abend zu Hause genießen oder sich einfach an einem heißen Tag etwas Gutes tun möchten, lassen Sie diese Rezepte ein wenig Freude und Süße in Ihr Leben bringen.

Denken Sie auf Ihrem Weg zu einer gesünderen Ernährung daran, dass es nicht um Perfektion geht, sondern darum, fundierte Entscheidungen zu treffen und jeden Moment zu genießen. Der Ninja Creami ist dazu da, Ihnen diese Reise zu erleichtern und angenehmer zu gestalten, und ich hoffe, dass er zu einem beliebten Werkzeug in Ihrer Küche wird.

Vielen Dank, dass ich meine Leidenschaft für gesunde, köstliche Tiefkühlleckereien mit Ihnen teilen durfte. Auf viele glückliche Momente, die Sie mit der Kreation und dem Genuss der herrlichen Aromen von hausgemachtem Eis und Sorbet mit Familie und Freunden verbringen. Möge Ihre Küche erfüllt sein von Lachen, Liebe und viel Genuss ohne schlechtes Gewissen!

Viel Spaß beim Löffeln!

Clara <3

Hallo!

Ich hoffe, dir gefällt mein Buch bisher! Ich würde mich riesig freuen, wenn du eine kurze Rezension bei Amazon hinterlassen könntest.

Scanne dafür einfach den Code unten mit deiner Handykamera oder gib den Link darunter in deinem Webbrowser ein.

https://go.binnovatedigital.com/ncdeutsche

Liebe Grüße!

- Clara

Kapitel 12

ANHÄNGE

AUSTAUSCH VON ZUTATEN

Beim Kochen geht es oft um Kreativität und Anpassungsfähigkeit, insbesondere wenn es darum geht, Ernährungspräferenzen zu berücksichtigen oder das zu verwenden, was man gerade zur Hand hat. Diese Liste mit Ersatzzutaten soll Ihnen dabei helfen, Ihre Rezepte zu variieren, ohne dabei auf Geschmack oder Textur zu verzichten. Ganz gleich, ob Sie ein Rezept milchfrei, glutenfrei oder zuckerarm gestalten möchten, mit diesen Ersatzzutaten erzielen Sie köstliche Ergebnisse bei Ihren Ninja Creami-Kreationen.

ZUTAT	ERSATZ
Sahne	Kokos- oder Cashewcreme (für milchfreie Rezepte)
Vollmilch	Mandel-, Hafer- oder Sojamilch
Kristallzucker	Erythrit, Mönchsfrucht oder Stevia (nach Geschmack anpassen)
Brauner Zucker	Kokoszucker oder eine Mischung aus Kristallzucker und Melasse
Mehl	Mandelmehl, Kokosmehl oder glutenfreies Mehl
Butter	Kokosöl oder vegane Butter
Vanilleextrakt	Mandelextrakt oder Ahorn-Extrakt
Schokoladenstückchen	Schokoladenstückchen oder Johannisbrot-Stückchen ohne Milchprodukte
Saure Sahne	Griechischer Joghurt oder Joghurt ohne Milchprodukte
Nussbutter (z. B. Erdnuss, Mandel)	Sonnenblumenkernbutter oder Tahini (für nussfreie Rezepte)

NÄHRWERTTABELLE

Häufige Zutaten und ihre Nährwerte

Zutat	Portionsgröße	Kalorien	Eiweiß	Kohlenhydrate	Zucker	Fette	Ballaststoffe
Schlagsahne	1 EL	52	0,4 g	0,4 g	0g	5,5 g	0g
Kokosnusscreme	1 EL	45	0,5 g	1g	0g	4,5 g	0g
Vollmilch	240 ml	149	8g	12g	12g	8g	0g
Mandelmilch	240 ml	30	1g	1g	0g	2,5 g	1g
Kristallzucker	1 EL	49	0g	13g	13g	0g	0g
Erythrit	1 EL	0	0g	0g	0g	0g	0g
Brauner Zucker	1 EL	52	0g	13g	12g	0g	0g
Allzweckmehl	120 g	455	13g	95g	0g	1g	3g
Mandelmehl	225 g	640	24g	24g	1g	56g	12g
Butter	1 EL	102	0.1g	0g	0g	11.5g	0g
Schokoladenstückchen (halbsüß)	1 EL	70	0.5g	10g	8g	4g	0g
Griechischer Joghurt	225 g	100	10g	6g	6g	0g	0g
Mini-Marshmallows	1 EL	23	0g	6g	5g	0g	0g
Frische Erdbeeren	225 g	49	1g	12g	7g	0g	3g
Kürbispüree aus der Dose	225 g	80	2g	20g	6g	0g	7g

Wichtige Erkenntnisse zu Nährwerten:

- Kalorien und Makronährstoffe: Achten Sie bei Ihren Rezepten auf den Gesamtkaloriengehalt und das Gleichgewicht von Proteinen, Kohlenhydraten und Fetten. Passen Sie die Portionsgrößen an Ihre Ernährungsbedürfnisse an.
- Zuckergehalt: Achten Sie auf den Zuckergehalt, insbesondere wenn Sie Ihre Aufnahme aus gesundheitlichen Gründen überwachen. Die Verwendung natürlicher Süßstoffe oder die Reduzierung des Zuckerzusatzes kann dazu beitragen, den Gesamtzuckergehalt zu senken.
- Ballaststoffe: Durch die Verwendung von ballaststoffreichen Zutaten wie Obst, Nüssen und Vollkornprodukten können Sie den Nährwert Ihrer Desserts steigern und die Verdauung fördern.

INDEX

Made in the USA
Monee, IL
03 November 2026

67383620R00075